中国医学临床百家

洪 晶／主编

病毒性眼内疾病
洪晶 2020 观点

U0333327

科学技术文献出版社
SCIENTIFIC AND TECHNICAL DOCUMENTATION PRESS

·北京·

图书在版编目（CIP）数据

病毒性眼内疾病洪晶2020观点 / 洪晶主编. —北京：科学技术文献出版社，
2020.10（2021.4重印）

ISBN 978-7-5189-7208-1

Ⅰ.①病… Ⅱ.①洪… Ⅲ.①眼病—关系—病毒病—诊疗 Ⅳ.① R771.3

中国版本图书馆 CIP 数据核字（2020）第 195363 号

病毒性眼内疾病洪晶2020观点

策划编辑：蔡 霞	责任编辑：蔡 霞	责任校对：张吲哚 责任出版：张志平

出　版　者　科学技术文献出版社

地　　　址　北京市复兴路15号　　邮编　100038

编　务　部　（010）58882938，58882087（传真）

发　行　部　（010）58882868，58882870（传真）

邮　购　部　（010）58882873

官　方　网　址　www.stdp.com.cn

发　行　者　科学技术文献出版社发行　全国各地新华书店经销

印　刷　者　北京虎彩文化传播有限公司

版　　　次　2020 年 10 月第 1 版　2021 年 4 月第 2 次印刷

开　　　本　710×1000　1/16

字　　　数　78千

印　　　张　9.5

书　　　号　ISBN 978-7-5189-7208-1

定　　　价　98.00元

编委会名单

主　编

洪　晶　北京大学第三医院

编　者（按姓氏拼音排序）

郭雨欣　北京大学第三医院

洪　颖　北京大学第三医院

康　皓　首都医科大学附属北京朝阳医院

陆　遥　北京大学第三医院

彭荣梅　北京大学第三医院

孙彬佳　温州医科大学附属眼视光医院

陶　勇　首都医科大学附属北京朝阳医院

张　爽　北京大学第三医院

序
Preface

韩启德

  欧洲文艺复兴后，以维萨利发表《人体构造》为标志，现代医学不断发展，特别是从 19 世纪末开始，随着科学技术成果大量应用于医学，现代医学发展日新月异，发生了根本性的变化。

  在过去的一个世纪里，我国现代化进程加快，现代医学也急起直追。但由于启程晚，经济社会发展落后，在相当长的时期里，我国的现代医学远远落后于发达国家。记得 20 世纪 50 年代，我虽然生活在上海这个最发达的城市里，但是母亲做子宫切除术还要到全市最高级的医院才能完成；我患猩红热继发严重风湿性心包炎，只在最严重昏迷时用过一点青霉素。20世纪60—70年代，我从上海第一医学院毕业后到陕西农村基层工作，在很多时候还只能靠"一根针，一把草"治病。但是改革开放仅仅40多年，我国现代医学的发展水平已经接近发达国家。可以说，世界上所有先进的诊疗方法，中国的医师都能做，有的还做得更好。更为可喜的是，近年来我国医学界开始取得越来越多的原创性成果，在某些点上已经处于世界领先地位。中国医师已经不再盲从发达国家的疾病诊疗指南，而能根据我们自己的经验和发现，根据我国自己的实际情况制定临床标准和规范。我们越来越有自己的东西了。

要把我们"自己的东西"扩展开来，要获得越来越多"自己的东西"，就必须加强学术交流。我们一直非常重视与国外的学术交流，第一时间掌握国外学术动向，越来越多地参与国际学术会议，有了"自己的东西"也总是要在国外著名刊物去发表。但与此同时，我们更需要重视国内的学术交流，第一时间把自己的创新成果和可贵的经验传播给国内同行，不仅为加强学术互动，促进学术发展，更为学术成果的推广和应用，推动我国医学事业发展。

我国医学发展很不平衡，经济发达地区与落后地区之间差别巨大，先进医疗技术往往只有在大城市、大医院才能开展。在这种情况下，更需要采取有效方式，把现代医学的最新进展以及我国自己的研究成果和先进经验广泛传播开去。

基于以上考虑，科学技术文献出版社精心策划出版《中国医学临床百家》丛书。每本书涵盖一种或一类疾病，由该疾病领域领军专家撰写，重点介绍学术发展历史和最新研究进展，并提供具体临床实践指导。临床疾病上千种，丛书拟以每年百种以上规模持续出版，高时效性地整体展示我国临床研究和实践的最高水平，不能不说是一个重大和艰难的任务。

我浏览了丛书中已经完稿的几本书，感觉都写得很好，既全面阐述了有关疾病的基本知识及其来龙去脉，又介绍了疾病的最新进展，包括笔者本人及其团队的创新性观点和临床经验，学风严谨，内容深入浅出。相信每一本都保持这样质量的书定会受到医学界的欢迎，成为我国又一项成功的优秀出版工程。

《中国医学临床百家》丛书出版工程的启动，是我国现代医学百年进步的标志，也必将对我国临床医学发展起到积极的推动作用。衷心希望《中国医学临床百家》丛书的出版取得圆满成功！

是为序。

作者简介
Author introduction

洪晶，博士，主任医师，北京大学教授、博士研究生导师。现任北京大学第三医院眼科主任、角膜眼表疾病科主任、眼库主任。

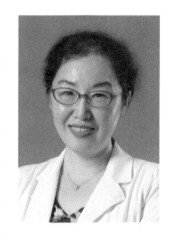

长期从事角膜及眼表疾病的临床及基础研究，在国内率先开展角膜内皮移植手术并广泛推广，推动了中国角膜移植手术的发展，并于 2014 年、2017 年入选"近五年中国角膜病领域十大研究进展"。

截至目前承担国家自然科学基金项目 7 项、其他省部级课题近 10 项；撰写专业书籍 6 部、在国内外期刊发表学术论文 100 余篇，其中有关内皮移植的临床研究多次发于 *Ophthalmology* 等本学科国际权威杂志。

现任中国医师协会眼科分会感染学组组长、海峡两岸医药卫生交流协会眼科专业委员会干眼学组副组长、北京眼科学会副主任委员、中国老年学和老年医学学会眼科学分会副主任委员、中国女医师协会眼科分会委员、中国医师协会角膜病学组委员、亚洲干眼协会中国分会学术委员会委员、《中华眼科杂志》等多家核心期刊编委。

2018年荣获高等学校科学研究优秀成果科技进步奖二等奖。

前 言
Foreword

　　多年来，病毒一直是影响人类健康的主要病原微生物之一。病毒种类不同，生物学特性会有很大的差别，侵犯人体的器官、组织部位也会随之发生变化，进而产生不同的临床表现。今年新型冠状病毒在全球的肆虐，逐步增加了人们对病毒性疾病的认识。针对新型冠状病毒传播、发病特点及致死率高，各国都投入了很多资源进行病毒的相关研究。然而即便如此，人们对病毒的发病机制、病理过程、治疗策略还是知之甚少。病毒可以感染全身的任何器官和组织，因为缺乏特异性，临床诊断有很大困难，目前分子生物学检测已经成为病毒性疾病诊断的金标准。一旦感染可能终身携带病毒，预后情况不容乐观，病毒性疾病的转归有很大的不确定性。因此病毒已经成为严重威胁全球人类生命健康的病原体之一。

　　眼部病毒感染发病率很高，是一类致盲性疾病。但是临床表现多样，缺乏特异性的表现，医院临床实验室检查能力有限，导致对这类疾病的认识不清。很多与病毒有关的眼病因为不知道致病原因而以发现者的名字、疾病的特点和发生部位来命名，如青光眼睫状体炎综合征、异色性虹膜睫状体炎综合征、视网膜坏死等。

　　既往人们认为，眼内病毒感染主要发生于免疫功能低下的人群，如 HIV 及免疫缺陷的患者，表现为病毒性视网膜炎及进行性视网膜坏死。然而，随着分子生物学诊断技术的发展，人们发现许多眼内炎症性疾病的发病大多与病毒感染有关，且发生于免疫功能正常者，包括角膜内皮炎、虹膜角膜内皮综合征、异色性虹膜睫状体炎、青光眼睫状体炎综合征等，这些疾病在临床上并不罕见，且广泛累及免疫正常人群，但是由于临床表现多种多样，缺乏特征性的全身病史，临床诊断非常困难，可能延误治疗，最终导致失明。

　　本书一方面为广大眼科医生深入了解病毒性眼内疾病提供基本的理论资料，另一方面，在总结临床医务工作者病毒性眼内疾病研究成果的基础上，呈现出我们在此疾病治疗方面的观点和建议，以及现今临床诊治过程中亟待解决问题的个人解读和观点。

　　在撰写本书过程中，感谢郭雨欣、洪颖、康皓、陆遥、彭荣梅、陶勇、张爽、孙彬佳的反复研讨、修订，他们将自己的病毒性眼内疾病诊治经验与专业知识无私地分享给大家！感谢促成本书出版的人们！

目 录
Contents

眼部病毒的种类和特点

造成眼部感染的病毒种类繁多，常见的病原体属于疱疹病毒科，包括单纯疱疹病毒（herpes simplex virus，HSV）、巨细胞病毒（cytomegalovirus，CMV）、水痘 – 带状疱疹病毒（varicella-zoster virus，VZV）、EB 病毒（Epstein Barr virus，EBV）等。疱疹病毒感染通常症状轻微或无症状，但是当病毒侵入眼睛，反复感染可以使眼部产生一系列的病理变化，从而造成破坏性的影响，严重者可致失明，这将显著增加社会经济负担和降低患者的生存质量。然而，目前尚无完全根治疱疹病毒性眼部感染的方法。

此外，风疹病毒（rubella virus，RV）、腺病毒、腮腺炎病毒、柯萨奇病毒、人类疱疹病毒 -6 和人类疱疹病毒 -8 等病毒也可引起眼部感染。

1. 单纯疱疹病毒是疱疹眼病最常见的罪魁祸首

单纯疱疹病毒（HSV）是一种双链 DNA 病毒，属于疱疹病毒 α 亚科，包括单纯疱疹病毒 1 型和单纯疱疹病毒 2 型（HSV-1 和 HSV-2），又称为人类疱疹病毒 1 型（human herpesvirus type 1, HHV-1）和人类疱疹病毒 2 型（human herpesvirus type 2, HHV-2）。HSV 的病毒核衣壳为 20 面体结构，内有线性双链 DNA 结构，外为包膜，包膜的表面有病毒糖蛋白。包膜与核衣壳之间的物质为病毒的结构蛋白与调节蛋白。HSV-1 和 HSV-2 相似度很高，两者有近 70% 的基因组同源性，但可以通过其包膜蛋白的抗原性差异来区分。HSV-1 和 HSV-2 均包含一个编码 80 多种蛋白质的大基因组，其编码的许多蛋白在与宿主细胞相互作用和免疫逃避中发挥重要作用。同 HSV-2 相比，HSV-1 更容易导致眼部感染从而引起单纯疱疹性角膜炎，而 HSV-2 通常引起生殖器单纯疱疹，很少导致健康成年人的眼部疾病，HSV-2 眼病通常发生于新生儿。

人是 HSV 在自然界的唯一宿主，且感染普遍。HSV-1 和 HSV-2 的感染率在不同地理区域之间差异很大，并受种族、年龄、性别和社会阶层等因素的影响。在 2002 年的一项研究中，美国、德国和坦桑尼亚成人人群的 HSV-1 血清阳性率分别为 > 50%、> 75%、> 90%，而全世界的血清阳性率为 80% ～ 90%。有趣的是，在许多工业化国家，HSV-1 感染率较以往普遍下降，可能是随着卫生生活条件的改善，人群与病毒的接触减少了。另有研究显示 60 岁以上的人群 HSV 的感染率超过 90%，但仅有少部分人会因 HSV 活化增殖导致单纯疱疹性角膜炎。

单纯疱疹性角膜炎是最常见的角膜炎类型，也是导致失明的主要原因之一。在全球范围内，约有 1000 万人眼部感染单纯疱疹病毒，其中单纯疱疹性角膜炎每年的发病人群约 150 万例，包括超过 4 万例严重单眼视力损伤的新发病例。仅在美国，即有 50 万人眼部感染单纯疱疹病毒，每年用于治疗新发病例和复发病例的费用高达 1770 万美元。

HSV 感染皮肤或黏膜后，进入感觉神经末梢，经轴突逆行转运至背根神经节，可终身潜伏于此。在潜伏期间，仍存在病毒 DNA 和潜伏相关转录本（the latency associated transcripts，LATs）的转录，但不会产生具有感染性的病毒颗粒。当人体处于应激状态、月经期或被紫外线照射时，病毒的抑制状态被打破，病毒在神经元胞体内复制，病毒颗粒或病毒蛋白顺着轴浆流到达神经支配区域，引起疾病。HSV 感染眼部后病毒潜伏于三叉神经节，一旦宿主免疫力低下病毒会被再激活，导致角膜病变反复发作，最终可因角膜溶解或瘢痕化导致失明。

Robin 等人于 1985 年首次从进展性角膜内皮炎患者的房水中分离出 HSV，并使用荧光素标记抗体在前房获得的细胞中检测到 HSV-1 的抗原。1991 年，Ohashi 和他的同事利用聚合酶链反应（polymerase chain reaction，PCR）在急性角膜内皮炎患者的房水中检测到了 HSV DNA。除此之外，经聚合酶链反应或免疫组织化学检查证实，角膜内皮炎患者的小梁中也有 HSV 的存在。近年来有研究提出角膜是 HSV 在人体潜伏的另一个部位。已有多个实验室在人或动物的静止期角膜基质炎标本中找到 HSV DNA。与 HSV 在神经细胞潜伏时不同，HSV 在角膜中潜伏时病毒基因组不进行 LATs 的转录，而 HSV 在神经细胞潜伏时病毒基因组持续表达 LATs。也有人推测，角膜中的 HSV DNA 可能是潜伏于三叉神经节细胞的 HSV 经过复制，然后随轴浆流扩散至角膜的。

2. 巨细胞病毒在人群中的感染率相当高

巨细胞病毒（CMV）是另一种会导致眼部疾病的疱疹病毒，是一种双链 DNA 病毒，属于疱疹病毒 β 亚科，又称为人类疱疹病毒 5 型（human herpesvirus type 5，HHV-5）。巨细胞病毒在世界各地广泛分布，在人群中的感染率相当高。有调查显示，在美国 40 岁以上的人群当中，CMV 感染率为 80% ～ 85%；而在某些发展中国家，其血清抗体阳性率甚至高达 100%。免疫力低下者更是 CMV 的易感人群。CMV 可存在于感染者的血液、唾液、尿液、眼泪、精液和母乳等体液中。该病毒可通过密切接触、移植器官或输血传播。

在发达国家，CMV 感染是导致出生缺陷最重要的病毒原因，也被认为是艾滋病患者的特征性感染，提示艾滋病患者 T 细胞计数下降到低水平。在高效抗逆转录病毒治疗普及之前，CMV 曾导致 60% 以上的艾滋病患者发生眼后节感染，主要表现为坏死性视网膜炎。CMV 性视网膜炎是获得性免疫缺陷综合征患者最常见的致盲原因。此外，由于新型免疫抑制剂使用的增加，CMV 性视网膜炎在普通人群中的发生率也越来越高，并逐渐成为世界各地感染性视网膜炎的常见病因。CMV 通过血管侵入视网膜，造成视网膜损伤和出血。如果不治疗或改善免疫功能，病毒将扩散到邻近区域的健康视网膜中，对视网膜和视神经造成损伤，并在 2 ～ 6 个月内导致视网膜坏死、视网膜脱离和完全失明。当疾病累及黄斑，视力将迅速受损直至失明。当玻璃体受累时，可出现视力模糊，并伴有飞蚊症。视网膜炎常始于一只眼睛，随后发展为双眼。事实上，CMV 性视网膜炎是艾滋病患者和许多发展中国家致盲的主要原因。

既往认为，CMV 感染在免疫功能正常的患者中很少引起临床症状，仅有部分患者会发生单核细胞增多症，出现不适、头痛和高烧等症状，这些症状可以持续数周，但通常轻微且具有自限性。而近年来，CMV 在一些免疫功能正常的患者中引起眼内感染的现象逐渐受到关注。与严重免疫缺陷患者的眼后节感染不同，免疫正常患者的眼内 CMV 感染多局限在眼前节，表现为前葡萄膜炎和角膜内皮炎。Schryver 等人认为对于免疫功能正常的 CMV 感染患者，其眼前节炎症的发病过程有更多的免疫相关因素参与其中。自 2008 年 Koizumi 等人首次报道角膜内皮炎患者的房水中发现 CMV 以来，人们发现临床上免疫功能正常的患者发生 CMV 性角膜内皮炎的情况并不罕见。Chee 等随后报道了在 10 例角膜内皮炎患者 12 只眼球的房水中检测到了 CMV DNA。几乎在同一时期，Koizumi 和 Suzuki 分别描述了 8 例 PCR 确诊的 CMV 性角膜内皮炎。

近年来的研究发现 CMV 是亚洲国家眼内病毒感染最常见的病毒类型。韩国的一项研究对角膜内皮炎合并高眼压的患者进行了房水 PCR 检测，发现 CMV 是检测阳性率最高的疱疹病毒。日本的研究也显示 CMV 是眼内病毒感染最主要的病原体之一，其在免疫功能正常患者中引起病毒性角膜内皮炎，在免疫缺陷患者中引起视网膜炎。

目前获得许可的所有抗 CMV 药物都有局限性，特别是存在病毒耐药性和药物毒性作用。尽管目前有一些候选疫苗正在研究中，到目前为止还没有 CMV 疫苗投入使用，二期临床试验中一个值得注意的候选疫苗是重组糖蛋白 -B 亚单位疫苗，据报道，该疫苗对血清阴性育龄妇女的总有效率为 50%。

3. 水痘－带状疱疹病毒可累及眼和其所有附属组织

另一种与眼病相关的常见病毒是水痘－带状疱疹病毒（VZV）。水痘－带状疱疹病毒又称人类疱疹病毒3型（human herpesvirus type 3，HHV-3），也属于疱疹病毒家族，其基因组和DNA序列与单纯疱疹病毒1型、2型极为相近，同属于疱疹病毒α亚科，是一种具有20面体核衣壳和双链DNA基因组的大型包膜病毒。其形态呈砖型，外部有核衣壳包被，直径为150～200 nm，内有双链DNA。VZV有两种主要的蛋白酶：DNA聚合酶和胸腺嘧啶激酶。DNA聚合酶是DNA合成所必需的，而胸腺嘧啶激酶可能与病毒的潜伏有关。

VZV具有很强的嗜神经性，且人是其唯一的自然宿主。VZV是水痘和带状疱疹的病原体。初次感染会引起水痘，主要表现为发热、不适，并伴有引起皮肤瘙痒的水疱性黏膜疹和皮疹。水痘的眼部表现最常见的是轻度结膜炎和表层巩膜炎，也可以在角膜上形成小泡样病变，称为痘疱，是由局灶性的淋巴细胞和炎细胞堆积而成，常出现在活动性水痘期间，含有活病毒，也可以出现在几个月后，由于残留的病毒抗原引起免疫反应而形成。少数情况下，水痘可表现为点状或树枝状上皮性角膜炎、钱币状角膜炎和基质性角膜炎。VZV引起的角膜炎与单纯疱疹病毒性角膜炎非常相似，但有一些不同的特征。VZV引起的树枝状病变不会形成溃疡，这些假树枝往往较小，形态多样且隆起，分支不太明显，缺乏末端小泡。此外，VZV 性角膜炎通常不会复发，对局部抗病毒治疗反应较差。

在水痘痊愈之后，VZV 会潜伏在脊髓神经后根的神经节、自主神经节等部位。当免疫力低下、疲劳、感染或感冒时，病毒被再次激活，组装出新的病毒沿着周围的神经纤维到达相应的皮肤表皮，引起节段性的水疱疹。

此外，病毒会通过神经运到其他部位，引起脑膜炎、血管病变、颅神经麻痹和眼带状疱疹等。眼带状疱疹（herpes zoster ophthalmicus，HZO）是由带状疱疹病毒侵犯三叉神经，并沿着其第一分支——眼支分布而导致的眼部损伤。眼带状疱疹除眼睑皮肤损伤外，还可引起结膜、角膜、色素膜等损伤，严重者可侵犯到视神经、动眼神经，引起剧烈疼痛、畏光流泪、视力下降，导致生活质量下降和大量医疗保健费用的产生。有研究显示，眼带状疱疹患者平均每人就诊 10.8 次，与眼睛相关的并发症平均持续 300 天以上。

在北美，超过 95% 的 20 ～ 29 岁青年 VZV 血清学检测结果为阳性。每年带状疱疹发病率约 3.2 ‰，尽管带状疱疹可发生于所有年龄段，当超过 60 岁时发病率显著上升，当超过 65 岁时其发病率增加了 4 倍，80 ～ 90 岁的患者发病率达到了 11‰，约半数的患者在 85 岁之前会患带状疱疹。其原因是随着年龄的增长，细胞介导的免疫功能降低，潜伏 VZV 便再次激活。在过去的几十年间，带状疱疹的发病率一直在上升。与此同时，出现症状的平均年龄却在渐趋年轻化，其原因尚不清楚。带状疱疹最常见的并发症是带状疱疹后神经痛，眼带状疱疹是第二大常见并发症，其发生率占带状疱疹发病者的 10% ～ 20%，每个人一生中患眼带状疱疹的风险约为 1%。随着带状疱疹病例的增多，包括眼带状疱疹在内的相关并发症明显增多。在明尼苏达州的一个队列研究中，他们发现 1980 年至 2007 年期间带状疱疹眼部并发症总体增加了 23%。

眼带状疱疹可累及眼及其所有附属组织，引起一系列眼部并发症，包括结膜炎、角膜炎、葡萄膜炎、巩膜外层炎、巩膜炎、眼外运动神经麻痹、视网膜血管炎、视网膜坏死及视神经炎。最常见的眼部表现是角膜炎（13% ～ 75%）、结膜炎（35% ～ 70%）和葡萄膜炎（18% ～ 47%）。在眼睑上，眼带状疱疹往往会引起眼睑皮肤水泡样病变。结膜炎常在一周内痊愈，但可能会发生继发性感染。与眼睑或结膜受累不同，角膜受累可因疼痛、畏光、角膜新生血管、角膜变薄和穿孔而导致明显的视力障碍。眼带状疱疹的另一个严重并发症是急性视网膜坏死（acute retinal necrosis，ARN），此外，在免疫受损的带状疱疹患者中还可能出现进行性外层视网膜坏死，尤其是人类免疫缺陷病毒（human immunodeficiency virus，HIV）感染患者，这两种情况都可以导致视网膜脱离和失明，但进行性外层视网膜坏死患者的预后更差。

4. EB 病毒是传染性单核细胞增多症最常见的病因

EB 病毒（EBV）是疱疹病毒属的一种双链 DNA 病毒，属于疱疹病毒 γ 亚科，于 1964 年由 Epstein 和 Barr 首次在体外悬浮培养的非洲 Burkitt 儿童淋巴瘤细胞中被发现。EB 病毒的形态与其他疱疹病毒相似，呈球形，直径 180 ～ 200 nm，其基本结构可分为类核、核衣壳和包膜三部分。类核主要含双股线性 DNA，其长度随不同毒株而异。由 162 个壳粒组成的核衣壳包绕着双股线性 DNA 核心，衣壳为 20 面体，立体对称。包膜由感染细胞的核膜组成，其上有病毒编码的膜糖蛋白，有识别淋巴细胞上的 EB 病毒受体及与细胞融合等功能。此外，在包膜与衣壳之间还有一层蛋白被膜。EBV 基因组具有高度的变异性，不同变异体的致病力和分布不同。根据 EBV 核抗原（EBNA），主要是 EBNA2、EBNA3A、EBNA3B 和 EBNA3C 基因序列的不同，将 EBV 分为 1 型和 2 型。

在世界各地，EBV 感染很常见，在西方和东南亚等国家以 EBV1 型为主，在非洲 EBV 两型均多见。EBV 具有终身持续性感染的能力。据报道，EBV 抗体的血清学检测在正常成年人中阳性率超过 90%。EBV 是传染性单核细胞增多症最常见的病因。

儿童感染 EBV 通常很少出现症状或体征。然而，如果原发性感染发生在青春期或成年期，50% 的病例出现典型的传染性单核细胞增多症症状，包括发热、咽痛、全身淋巴结病肿大、脾脏和肝脏增大。

此外，EBV 还与 Burkitt 淋巴瘤、鼻咽癌、胸腺癌，甚至类风湿性关节炎有关。EBV 可能引起眼部所有部位的感染，因为在除视神经以外的所有眼组织中都检测到了该病毒的基因组。近年来研究发现，EBV 引起的眼部病变逐渐增多，最常引起眶周水肿和滤泡性结膜炎。同时，EBV 感染还可以引起角膜炎、表层巩膜炎、眼腺综合征、干眼、葡萄膜炎、脉络膜炎、视网膜炎、视盘炎和眼肌麻痹。EBV 也与眼部肿瘤有关。

EBV 的感染周期包括初始感染和潜伏感染。EBV 主要通过唾液接触传播，先感染上皮细胞和 B 淋巴细胞，病毒大量复制，促使一些促炎症细胞因子、生长因子和细胞信号分子产生，导致病毒传播和初始感染。EBV 通过 gp 350/200 与 B 细胞表面的 CR2 相结合而进入 B 淋巴细胞，并诱导其分化为记忆性 B 淋巴细胞，形成长期潜伏感染。除此之外，EBV 还可以在 NK 细胞和 T 淋巴细胞内形成潜伏感染，引起慢性活动性 EBV 感染等疾病。在宿主的免疫力低下或环境改变等情况下，EBV 会被大量激活，进入裂解复制阶段，导致 EBV 颗粒的释放和宿主细胞的死亡，造成进一步感染。由于 EBV 眼部感染的发病机制仍不清楚，其治疗与管理体系尚未建立。治疗主要为支持性治疗。结膜炎具有自限性，其他 EBV 相关眼部疾病可应用止痛药、润滑剂和局部皮质类固醇治疗。抗病毒和干扰素治疗也被用于 EBV 相关眼部疾病，但收效甚微。

5. 风疹病毒最常见的并发症是视网膜病变

风疹病毒（rubella，RV）属节肢介体病毒中的披盖病毒群披膜病毒科，为单正链 RNA 病毒，是风疹的病原体。1941 年，澳大利亚的眼科医生 Gregg 发现孕妇患风疹与儿童先天性白内障和其他畸形相关。1962 年，Weller 等人与 Parkman 同时报道了自风疹患者的咽部洗涤液中分离得到风疹病毒。病毒粒子呈不规则球形，大小 50 ～ 85 nm，有包被，粒子中含有 RNA。风疹病毒的抗原结构相当稳定，只有一个血清型。

风疹病毒的自然宿主仅限于人类，易发生垂直感染，孕妇妊娠早期初次感染风疹病毒后，病毒可通过胎盘屏障进入胎儿体内，常可造成流产或死胎，还可导致胎儿发生先天性风疹综合征，引起胎儿畸形。风疹病毒感染培养细胞后缓慢增殖，不影响细胞功能，容易引起持续感染。即使在先天性风疹综合征患者中，也不显示明显的细胞功能障碍，病毒持续感染，这些特征有可能与病情相关。但是，由于缺乏先天性风疹综合征的动物模型等研究，病毒引起先天性风疹综合征的机制尚不清楚。

先天性风疹综合征的患者中 40% ～ 62% 出现眼部表现。视网膜病变是最常见的并发症，但确切的发病率尚不确定，因为致密的白内障有时会阻碍视网膜的观察。风疹视网膜病变的特点是分散在视网膜各处的片状黑色素沉着。视力一般良好，视网膜电生理检查通常是正常的，但有报道称视力和视网膜功能轻度下降。目前对于风疹病毒性感染尚无特殊治疗方法。

白内障是第二位常见的眼部并发症，几乎见于 15% 的先天性风疹综合征患者。白内障可为双眼或单眼，常伴有小眼球。在出生时，病变可能很轻微，散瞳检眼镜观察眼底红反光时可见到中央暗影。若白内障影响视力，建议手术摘除，以防止感觉性剥夺性弱视发展。晶状体是培养风疹病毒最可靠的眼组织，在白内障摘除时，约 45% 的晶状体培养呈阳性。先天性风疹综合征的婴儿中有 10% ～ 20% 患有小眼球。小眼球与视网膜和视神经异常、青光眼、白内障的发生有关。10% 的患者伴有青光眼，虹膜萎缩和虹膜炎较少见。钟摆性眼球震颤和斜视是由各种眼部异常导致的视觉剥夺所致。

风疹好发于婴幼儿，以发热、皮疹、淋巴结肿胀为主要症状，发病后 2 ～ 3 天好转。儿童和成人风疹的眼部表现一般较轻微，有自限性。结膜炎是最常见的表现，可见于 70% 的患者。结膜炎往往伴有皮疹，特征是轻度充血，有时可见滤泡形成。急性风疹患者中有 7.6% 发生上皮性角膜炎。从皮疹开始到发展成角膜炎的时间从 2 天至 13 天。角膜炎表现为角膜中央点状上皮混浊，直径 0.05 ～ 0.2 mm，几个至 100 个，48 小时至 1 周内消退，无后遗症。结膜炎和角膜炎均不需要治疗。美国报道了一例成人风疹相关性视网膜炎，患者主诉视力下降，检查见双眼视网膜呈深灰色病变，并发双眼视网膜脱离，经全身类固醇治疗 3 个月后病情缓解，视力恢复正常，但视网膜内仍有萎缩区域。

参考文献

1.YAMAMOTO S, SUGITA S, SUGAMOTO Y, et al. Quantitative PCR for the detection of genomic DNA of Epstein-Barr virus in ocular fluids of patients with uveitis. Jpn J Ophthalmol, 2008, 52 (6)：463-467.

2. SHAHRUDIN N A, MOHD ZAHIDIN A Z, MD NOH U K, et al. CMV endotheliitis：a cause for recurrent failed corneal transplant. GMS Ophthalmol Cases, 2017, 7：Doc31.

3. WENSING B, RELVAS L M, CASPERS L E, et al. Comparison of rubella virus- and herpes virus-associated anterior uveitis：clinical manifestations and visual prognosis. Ophthalmology, 2011, 118 (10)：1905-1910.

4. ANDO K, ISHIHARA M, KUSUMOTO Y, et al. A case of corneal endotheliitis with mumps virus RNA in aqueous humor detected by rt-PCR. Ocul Immunol Inflamm, 2013, 21 (2)：150-152.

5. LIM D H, KIM J, LEE J H, et al. A case of corneal endothelial dysfunction due to coxsackievirus A24 corneal endotheliitis after cataract surgery. Cornea, 2014, 33 (5)：533-535.

6. AL-DUJAILI L J, CLERKIN P P, CLEMENT C, et al. Ocular herpes simplex virus: how are latency, reactivation, recurrent disease and therapy interrelated? Future Microbiol, 2011, 6 (8): 877-907.

7. CUNNINGHAM A L, DIEFENBACH R J, MIRANDA-SAKSENA M, et al. The cycle of human herpes simplex virus infection: virus transport and immune control. J Infect Dis, 2006, 194 (S1): S11-S18.

8. ROBIN J B, STEIGNER J B, KAUFMAN H E. Progressive herpetic corneal endotheliitis. Am J Ophthalmol, 1985, 100 (2): 336-337.

9. OHASHI Y, YAMAMOTO S, NISHIDA K, et al. Demonstration of herpes simplex virus DNA in idiopathic corneal endotheliopathy. Am J Ophthalmol, 1991, 112 (4): 419-423.

10. AMANO S, OSHIKA T, KAJI Y, et al. Herpes simplex virus in the trabeculum of an eye with corneal endotheliitis. Am J Ophthalmol, 1999, 127 (6): 721-722.

11. 谢立信, 李绍伟. 单纯疱疹病毒 1 功能性基因在角膜内潜伏感染的实验研究. 中华眼科杂志, 2000, 36: 36-39.

12. ZHAO N, LIU L, XU J. Cytomegalovirus retinitis in a patient with secondary acute lymphosarcoma leukemia undergoing allogeneic hematopoietic stem-cell transplantation: A rare case report: a care-compliant article. Medicine (Baltimore), 2017, 96 (19): e6878.

13. DE SCHRYVER I, ROZENBERG F, CASSOUX N, et al. Diagnosis and treatment of cytomegalovirus iridocyclitis without retinal necrosis. Br J Ophthalmol, 2006, 90 (7): 852-855.

14. CHEE S P, BACSAL K, JAP A, et al. Corneal endotheliitis associated with evidence of cytomegalovirus infection. Ophthalmology, 2007, 114 (4): 798-803.

15. KOIZUMI N, SUZUKI T, UNO T, et al. Cytomegalovirus as an etiologic factor in corneal endotheliitis. Ophthalmology, 2008, 115 (2): 292-297.e293.

16. KIM G N, CHO M C, YOO W S, et al. Clinical Results and Utility of Herpesviruses Multiplex Polymerase Chain Reaction: Assessment of Aqueous Humor Samples From Patients With Corneal Endotheliitis and High Intraocular Pressure. J Glaucoma, 2018, 27 (12): 1151-1156.

17. MIYAZAKI D, SHIMIZU D, SHIMIZU Y, et al. Diagnostic efficacy of real-time PCR for ocular cytomegalovirus infections. Graefes Arch Clin Exp Ophthalmol, 2018, 256 (12): 2413-2420.

18. FREER G, PISTELLO M. Varicella-zoster virus infection: natural history, clinical manifestations, immunity and current and future vaccination strategies. New Microbiol, 2018, 41 (2): 95-105.

19. VRCEK I, CHOUDHURY E, DURAIRAJ V. Herpes Zoster Ophthalmicus: A Review for the Internist. Am J Med, 2017, 130 (1): 21-26.

20. INSINGA R P, ITZLER R F, PELLISSIER J M, et al. The incidence of herpes zoster in a United States administrative database. J Gen Intern Med, 2005, 20 (8): 748-753.

21. KESSLER K M. A vaccine to prevent herpes zoster. N Engl J Med, 2005, 353 (13): 1414-1415.

22. ANDERSON E, FANTUS R J, HADDADIN R I. Diagnosis and management of herpes zoster ophthalmicus. Dis Mon, 2017, 63 (2): 38-44.

23. LI J Y. Herpes zoster ophthalmicus: acute keratitis. Curr Opin Ophthalmol, 2018, 29 (4): 328-333.

24. DAVIES EC, PAVAN-LANGSTON D, CHODOSH J. Herpes zoster

ophthalmicus：declining age at presentation. Br J Ophthalmol, 2016, 100 (3)：312-314.

25. BORKAR D S, THAM V M, ESTERBERG E, et al. Incidence of herpes zoster ophthalmicus：results from the Pacific Ocular Inflammation Study. Ophthalmology, 2013, 120 (3)：451-456.

26. YAWN B P, WOLLAN P C, ST SAUVER J L, et al. Herpes zoster eye complications：rates and trends. Mayo Clin Proc, 2013, 88 (6)：562-570.

27. SZETO S K, CHAN T C Y, WONG R L M, et al. Prevalence of Ocular Manifestations and Visual Outcomes in Patients With Herpes Zoster Ophthalmicus. Cornea, 2017, 36 (3)：338-342.

28. TRAN K D, FALCONE M M, CHOI D S, et al. Epidemiology of Herpes Zoster Ophthalmicus：Recurrence and Chronicity. Ophthalmology, 2016, 123 (7)：1469-1475.

29. Epstein M A, Achong B G, Barr Y M. Virus particles in cultured lymphoblasts from burkitt's lymphoma. Lancet, 1964, 1 (7335)：702-703.

30. 刘璐瑶，孙金峤，王晓川 .EB 病毒感染的免疫机制研究进展 . 中国循证儿科杂志, 2017, 12：219-232.

31. HSU J L, GLASER S L. Epstein-barr virus-associated malignancies：epidemiologic patterns and etiologic implications. Crit Rev Oncol Hematol, 2000, 34 (1)：27-53.

32. SAKATA M, MORI Y. The life cycle of Rubella Virus. Uirusu, 2014, 64 (2)：137-146.

（洪晶　孙彬佳）

眼部病毒感染的发病机制纷繁复杂

6. 局部或全身免疫力降低是眼内病毒感染发生的导火索

常见的眼部病毒感染绝大多数为机会致病性感染，如单纯疱疹病毒（HSV），尽管人血清抗体（IgG）的阳性率达到 80% ～ 90%，然而出现临床症状的患者不足 10%，在全身免疫力低下或眼部局部免疫抑制状态下容易发生。以单纯疱疹病毒性角膜炎为例，在儿童主要引起原发性感染，而在成人主要以复发性感染为主，复发的常见诱因包括压力应激、上呼吸道感染、发热、月经等导致全身免疫力下降的因素，同时也包括紫外线照射、手术、创伤及激素治疗等引起眼部免疫抑制的因素。与 HSV 感染类似，水痘-带状疱疹病毒（VZV）感染常发生于成人、老年人或有免疫缺陷和免疫抑制的患者，通常由潜伏病毒被激活所致。目前的研究表明，细胞应激（如创伤、身体疲劳、情绪压力、紫外线照射、缺氧和免疫抑制等）因素均会引起潜伏的病毒活化；这些因素可导致免疫防御能力的下调，从而引起 T 细胞水平的降低，使受感染的神经元恢复到病毒复制状态，并且释放病毒颗粒。

近年来，对于眼部巨细胞病毒（CMV）感染的认识逐渐清晰，CMV 的感染在亚洲人群更为普遍。对于全身免疫缺陷的患者（包括艾滋病、白血病、器官移植、全身免疫抑制治疗等），CMV 在眼部主要引起视网膜炎；在免疫功能正常的患者中炎症则多局限在眼前节，常表现为角膜内皮炎或前葡萄膜炎。根据日本角膜学会对 106 例 CMV 性角膜内皮炎的统计，此病多发于中老年人，平均发病年龄为 67 岁，其中 16% 合并有糖尿病、20.8% 合并有高血压、9.4% 合并有癌症；97.1% 的患者有局部使用激素治疗的病史，25.7% 的患者存在角膜移植的病史，而角膜移植术后通常应用激素或免疫抑制剂局部治疗，因此眼部免疫功能降低与 CMV 性角膜内皮炎的发病密切相关。综合以上证据可以得到结论：局部或全身免疫力降低是眼内病毒感染性疾病发生的导火索。

7. 不同的病毒具有截然不同的致病特点，复发性感染更为常见

眼内病毒感染主要以疱疹病毒科 DNA 病毒为主，包括单纯

疱疹病毒（HSV）、巨细胞病毒（CMV）、水痘 – 带状疱疹病毒（VZV），以及较为少见的 EB 病毒（EBV）、风疹病毒（RV）等。由于结构特点及感染途径的差异，每种病毒的致病机制不同，所引起的眼部疾病特点也不尽相同。

HSV 包括两种血清型，HSV-1 型和 HSV-2 型，两种病毒均可引起眼部感染，其中 HSV-1 型更为常见。HSV 感染眼部组织的途径主要包括外源性暴露及潜伏感染的病毒沿三叉神经释放到感染部位重新激活，后者是 HSV 性角膜炎复发的原因。外源性接触 HSV，通常导致黏膜上皮的感染，包括结膜上皮及角膜上皮，病毒侵入上皮细胞依赖于细胞表面的糖蛋白受体，包括 nectin-1、疱疹病毒侵入中介物、3-O 硫酸肝素硫酸盐和成对免疫球蛋白样受体 α 等。在侵入上皮细胞后病毒大量复制，逐渐感染周围的上皮细胞，并最终进入感觉神经分支，然后沿神经轴突逆行扩散到三叉神经节；病毒在三叉神经节可以复制，同时引起免疫反应，随着 CD_8^+ T 细胞对病毒感染细胞的破坏及 DNA 修复能力的下降，病毒复制受到抑制，从而进入潜伏感染状态。在潜伏期，病毒保持休眠状态，除潜伏期相关转录活动（latency-associated transcripts，LATs）外，病毒基因表达受到限制。当机体免疫力下降，如在外界压力、发热及紫外线辐射影响下，病毒可能重新激活引起疾病复发。除了神经潜伏性外，近来文献证实 HSV 同样具有角膜潜伏性，潜伏在角膜基质层或内皮层的病毒颗粒在一定条件下可以激活，造成复发性角膜炎。Zheng 等人将潜伏感染 HSV-1 的兔全层角膜植片移植到健康兔上，在受体兔的角膜缘和相应的三叉神经节中检测到了病毒基因组，并在泪液中检测到传染性 HSV-1，这一结果支持了 HSV 的角膜潜伏性（图 1）。此外，近来多篇文献报道了供体－受体 HSV 传播的病例，多数发生在穿透性角膜移植术后，也为病毒的角膜潜伏性提供了支持。

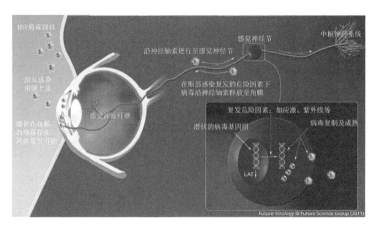

来源于 Farooq AV 等 2011 年发表在 *Future virology* 的文章。
图 1　HSV 的潜伏机制及复发感染途径

与 HSV 类似，VZV 病毒也具有嗜神经的特点，主要通过呼吸道或接触传播，病毒在临近的咽淋巴组织中增殖，进而感染皮肤组织，突破局部免疫屏障后进入血液可引起病毒血症，最终可到达脊髓背根感觉神经节和三叉神经节中。急性感染（通常引起水痘）后在细胞免疫的抑制作用下，病毒处于潜伏状态，当各种原因引起机体免疫力下降时，病毒复制增加，并沿神经播散至相应的神经支配区域，侵及皮肤或结膜、角膜上皮细胞，引起皮肤的带状疱疹或眼部的结膜炎、角膜炎、葡萄膜炎甚至视网膜炎。

近年来的研究表明，CMV 是在亚洲人群中最常见的眼内感染病毒。CMV 主要通过唾液、血液、性接触、母乳喂养和器官移植传播；病毒进入血液播散后，感染 CD^{4+} 骨髓祖细胞；随后，这些细胞分化成巨噬细胞和树突状细胞，伴随着血液循环播散到全身各个器官和系统，即所谓的 CMV 急性感染。在免疫功能正常患者中通常引起无症状感染，在免疫缺陷患者中引起严重的多系统感染和新生儿死亡。在 CMV 急性感染缓解后，通常会建立以病毒潜伏和激活交替发生为特征的持久性终身感染。最近研究者在免疫功能正常的 BALB/c 小鼠腹腔内注射鼠源性 CMV，引起 CMV 急性系统性感染，并且在感染早期（48 h 内）观察到眼部葡萄膜炎的症状，且在 10 天内均可在葡萄膜（虹膜、睫状体和脉络膜）组织中检测到复制的病毒，尽管未在视网膜组织中检测到病毒，但视网膜也出现炎症细胞的浸润，因此眼内组织也类似于唾液腺、外周血淋巴细胞和骨髓组织等，成为 CMV 潜伏感染的宿主，并且在局部或全身免疫抑制状态下重新激活，引起一系列的疾病，包括结膜炎、视神经异常、小眼球、白内障、角膜内皮炎、葡萄膜炎、视网膜炎等。CMV 通过糖蛋白 B（glycoprotein B，gB）和 gH-gL 二聚体侵入宿主细胞中；病毒在宿主细胞中复制造成细胞毒作用，通常引起宿主细胞肿胀变大，细胞内出现类似"猫头鹰眼"的包涵体组织，这样的细胞被称为"鹰眼细胞"（图2）。"鹰眼细胞"可被共聚焦显微镜捕捉，是CMV性角膜内皮炎的诊断依据之一。

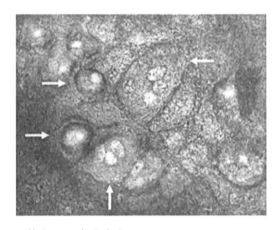

来源于 Shiraishi A 等人 2007 年发表在 *American Journal of ophthalmology* 的文章。
图2　共聚焦显微镜下的鹰眼细胞（白色箭头所指）

EB 病毒（EBV）也是疱疹病毒家族的一员，大多数人在成年早期即会发生感染，并处于终身潜伏感染状态。与其他病毒不同，EBV 主要感染 B 淋巴细胞、口咽部上皮细胞，以及唾液腺导管细胞，通过病毒包膜糖蛋白 gp350/220 结合细胞膜表面 CD21 蛋白，从而进入相应的宿主细胞。在急性感染后长期潜伏在黏膜相关淋巴组织（mucosa-associated lynmphoid tissue，MALT）中，其中包括眼部的结膜组织和泪腺组织。研究表明约在 10% 的正常角膜上皮组织和 32% 的泪腺组织中可检测到 EBV

DNA，因此 EBV 在眼部的潜伏感染并不少见。EBV 在急性感染时，会引起传染性单核细胞增多症，在部分患者中会同时出现眼部症状，以结膜炎最为常见，表现为结膜充血及滤泡增生，严重者甚至出现角膜上皮缺损，类似于腺病毒性角膜炎的上皮下浸润病灶，以及基质浸润，此外也有病例报道 EBV 可引起非肉芽肿性前葡萄膜炎及视网膜炎。值得一提的是，既往研究表明，EBV 可在干燥综合征患者的泪腺及唾液腺组织中检测到，因此在一定程度上也会增加干眼的发生风险。

8. 病毒感染的部位及途径决定了临床表现及病程特点

眼部感染的病毒可侵犯结膜、角膜、虹膜、小梁网及视网膜等多种眼内组织，从而引起相应不同的临床表现。病毒最初的感染部位或复发感染的途径决定了不同的病程特点。

原发的 HSV 感染通常以结膜炎为首发，病毒最初感染结膜上皮，大量复制，进而破坏角膜上皮引起树枝状或地图状的溃疡病灶；复制活跃的病毒若继续侵入角膜基质，病毒抗原暴露引起免疫反应则会造成角膜基质炎，若病变继续进展侵及内皮则伴发角膜内皮炎。相似的，复发感染的 HSV 角膜炎，往往是病毒沿着三叉神经释放至角膜上皮下或基质层内引起上皮缺损或基质水肿浸润等改变。

病毒性角膜内皮炎的发病途径与单纯疱疹性角膜炎（herpes simplex keratitis，HSK）不尽相同，从胚胎发育的角度上，角膜内皮、虹膜基质、小梁网等组织均来源于中胚层，而病毒感染所引起的角膜内皮炎、前葡萄膜炎及眼压升高等往往具有同时或相继出现的特点；CMV 性角膜内皮炎的患者常伴有反复发作的前葡萄膜炎和眼压升高的病史，29.4% 的 CMV 性角膜内皮炎患眼存在虹膜萎缩的表现，提示既往病毒感染虹膜的可能。除此之外，CMV 性角膜内皮炎的病变常从角膜缘向角膜中心发展，病毒可能潜伏在小梁网或睫状体中，当局部免疫力下降时，病毒激活释放感染虹膜或角膜内皮组织。Naoko Oka 等人对引起免疫功能正常患者角膜内皮炎和虹膜睫状体炎的 CMV 进行了基因分型，发现 gB1 型 CMV 在角膜内皮炎和虹膜睫状体炎中占主导地位，角膜内皮炎和虹膜睫状体炎的 CMV 基因型相似，此结果在一定程度上提示，CMV 性角膜内皮炎和前葡萄膜炎也许是同一疾病在不同阶段的表现。Choi 等人发现 CMV 可感染人小梁网细胞并促进 TGF-β1 的产生，TGF-β1 可作为上游炎症因子增加小梁网细胞的房水外流阻力，因此小梁网细胞的病毒感染可能是角膜内皮炎患者眼压升高的潜在机制。

与眼前节的病毒感染常发生于免疫功能正常个体不同，病毒性视网膜炎最常见于免疫功能缺陷的人群，包括艾滋病患者、白血病骨髓移植术后患者等。由于细胞免疫功能极度低下，这些患者通常发生过病毒血症，大量复制的病毒通过血液循环播散至眼内，引起视网膜血管的炎症及视网膜组织的坏死。以CMV性视网膜炎为例，病灶往往沿血管走行区由周边视网膜向后极部进展，引起出血性坏死性视网膜炎，可伴有典型的霜枝样血管炎改变，在组织病理学上可见视网膜血管管壁大量炎症细胞浸润，而由于免疫功能的抑制，前房和玻璃体的炎症轻微。

9. 免疫反应的激活是把双刃剑，一方面控制病毒的复制；另一方面造成细胞凋亡及组织坏死

无论是前节还是后节的病毒感染，眼部免疫系统的激活都在疾病的发展过程中扮演了重要的角色。以CMV感染为例，在角膜内皮炎中，病毒在内皮细胞中大量复制造成细胞的裂解，且病毒载量越高，内皮细胞的丢失率也更高。Yoshitsugu等人的研究发现，房水中CMV DNA含量大于 $10^3/mm$ 是眼压升高、硬币状角膜后沉着物、疾病复发、角膜内皮细胞减少的危险因素。与此同时，Miyazaki等人发现，CMV感染后的角膜内皮细胞可以直接刺激 CD^{8+} T细胞的增殖，病毒的抗原决定族pp65直接诱导了 γ -IFN的释放，因此，提出CMV感染角膜内皮细胞后，既可诱导固有免疫反应，同时也激活了效应T细胞等适应性免疫系统。而被激活的 CD^{8+} T细胞会对病毒感染细胞造成细胞毒作用，在抑制病毒释放的同时，也造成了内皮细胞的坏死。

同样在 CMV 性视网膜炎中，视网膜的受累首先需要血 – 视网膜屏障的破坏；目前的研究表明由于病毒蛋白质的暴露引起感觉神经元及神经胶质细胞释放大量的促炎因子，从而介导了级联免疫反应，造成了视网膜微血管内皮细胞的凋亡，从而使得血液中的病毒播散至视网膜组织，这一点可以在 CMV 性视网膜炎的病理标本中发现：大量的淋巴细胞在趋化因子的作用下迁移至视网膜血管，堵塞相应的血管造成视网膜组织的缺血坏死，呈现出严重的霜枝样血管炎改变；此外激活的 T 细胞会破坏被病毒感染的视网膜组织。

　　尽管，激活的免疫系统在一定程度上造成了眼内组织的破坏，但对抑制病毒复制发挥了重要作用。CD^{8+}T 细胞释放的趋化因子可以限制感染的神经元表达病毒基因的能力，从而抑制病毒复制，CD^{8+}T 淋巴细胞可向感染的细胞释放溶解性颗粒从而导致细胞凋亡，将活跃的病毒扼杀在摇篮里。这也可以解释为什么在细胞免疫水平极度低下的情况下，缺少了细胞免疫对病毒的控制作用，病情反而会更为严重；典型的例子是进行性外层坏死性视网膜炎，患者的 CD^{4+} 辅助 T 细胞数往往小于 50 cells/μL，因此病情进展极为迅速，视网膜坏死迅速从外层进展为全层，病灶很容易从视网膜周边部进展至后极部，预后极差，但由于免疫低下而缺乏前房及玻璃体的炎症反应，同样的，CMV 性视网膜炎的患者 CD^{4+} 细胞数往往小于 100 cells/μL，目前的研究认为当 CD^{4+} 细胞数 $\geqslant$ 200 cells/μL 时，视网膜炎复发的概率会显著降低，这也说明了细胞免疫与病毒的感染处于博弈状态，当免疫力恢复则足以压制病毒，抑制疾病的复发。

10. 动物模型的建立为进一步阐明眼内病毒感染的发病机制带来曙光

由于病毒感染的复杂性及抗病毒治疗的有限性，科学家及医生对于眼部病毒感染发病机制的研究从未停止过，限于临床中无法及时获取病理材料，动物模型的建立为阐明相关机制带来了希望。目前比较成熟的动物模型包括 HSV 性角膜炎的原发感染模型（新西兰兔及 BALB/c 和 C57BL/6 小鼠模型），以及紫外线照射后诱导的复发性 HSV 性角膜基质炎模型，此外在免疫缺陷的（BALB/c 和 C57BL/6）小鼠中采用视网膜下注射 CMV 所诱导的 CMV 性视网膜炎小鼠模型等。

除此之外，Zheng 等人曾尝试在新西兰兔上诱发 HSV 性角膜内皮炎，并最早提出角膜内皮炎的前房相关免疫偏离（anterior chamber associated immune deviation，ACAID）假说。ACAID 是指抗原进入前房后，体液免疫正常而细胞免疫（尤其是迟发型超敏反应）受到抑制的现象。ACAID 可在一定程度上避免眼内组织受到过度的炎症损伤，但也导致免疫系统对病毒的清除能力进一步减弱；前房内病毒增殖到一定数量后，感染角膜内皮，出现角膜内皮炎的临床表现。尽管根据临床表现的特点，ACAID 的假说存在一定的合理性，但仍缺乏有效的验证，此外再没有其他成功的内皮炎模型报道。因此病毒感染性眼内疾病的基础研究工作仍然任重而道远，特别是在分子生物学层面进一步明确发病机制并且寻找更为有效的治疗靶点，由于眼内特殊的微环境及免疫状态，动物模型的进一步发展仍有很长的路要走。

参考文献

1. ZHU L，ZHU H. Ocular herpes：the pathophysiology，management and treatment of herpetic eye diseases. Virol Sin，2014，29（6）：327-342.

2. KOIZUMI N，INATOMI T，SUZUKI T，et al. Clinical features and management of cytomegalovirus corneal endotheliitis：analysis of 106 cases from the Japan corneal endotheliitis study. Br J Ophthalmol，2015，99（1）：54-58.

3. FAROOQ A V，SHUKLA D. Corneal latency and transmission of herpes simplex virus-1. Future Virol，2011，6（1）：101-108.

4. ZHENG X. Reactivation and donor-host transmission of herpes simplex virus after corneal transplantation. Cornea，2002，21（7S）：S90-S93.

5. DAVIS A R，SHEPPARD J. Herpes Zoster Ophthalmicus Review and Prevention. Eye Contact Lens，2019，45（5）：286-291.

6. Li J Y. Herpes zoster ophthalmicus：acute keratitis. Curr Opin Ophthalmol，2018，29（4）：328-333.

7. TUGAL-TUTKUN I，CIMINO L，AKOVA Y A. Review for Disease of the Year：Varicella Zoster Virus-Induced Anterior Uveitis. Ocul Immunol Inflamm，2018，26（2）：171-177.

8. VOIGT V, ANDONIOU C E, SCHUSTER I S, et al. Cytomegalovirus establishes a latent reservoir and triggers long-lasting inflammation in the eye. PLoS Pathog, 2018, 14 (5): e1007040.

9. SHIRAISHI A, HARA Y, TAKAHASHI M, et al. Demonstration of "owl's eye" morphology by confocal microscopy in a patient with presumed cytomegalovirus corneal endotheliitis. Am J Ophthalmol, 2007, 143 (4): 715-717.

10. KOIZUMI N, SUZUKI T, UNO T, et al. Cytomegalovirus as an etiologic factor in corneal endotheliitis. Ophthalmology, 2008, 115 (2): 292-297. e 293.

11. OKA N, SUZUKI T, INOUE T, et al. Polymorphisms in cytomegalovirus genotype in immunocompetent patients with corneal endotheliitis or iridocyclitis. J Med Virol, 2015, 87 (8): 1441-1445.

12. CHOI J A, KIM J E, NOH S J, et al. Enhanced cytomegalovirus infection in human trabecular meshwork cells and its implication in glaucoma pathogenesis. Sci Rep, 2017, 7: 43349.

13. WU X N, LIGHTMAN S, TOMKINS-NETZER O. Viral retinitis: diagnosis and management in the era of biologic immunosuppression: A review. Clin Exp Ophthalmol, 2019, 47 (3): 381-395.

14. INOUE Y. Review of clinical and basic approaches to corneal endotheliitis. Cornea, 2014, 33 (S11): S3-S8.

15. MIYAZAKI D, UOTANI R, INOUE M, et al. Corneal endothelial cells activate innate and acquired arm of anti-viral responses after cytomegalovirus infection. Exp Eye Res, 2017, 161: 143-152.

16. ZHENG X, OHASHI Y. Understanding corneal endotheliitis: an animal model approach. Int Ophthalmol Clin, 2002, 42 (1): 151-156.

（张爽）

眼内液中病毒的分子生物学检测方法

病毒是引起眼内多种疾病的病源，如病毒性角膜内皮炎、葡萄膜炎、视网膜炎。但是由于眼内液量少（可供于检测的眼内液为 0.1 mL），因此需要采用微量液检测的分子生物学方法进行检测。和传统的电子显微镜下观察相比，眼内液分子生物学检测病毒无疑具有巨大的优势，无论是取材的便利程度，还是对技术人员水平的要求，以及敏感性、特异性、病毒种类的鉴定，分子生物学方法检测均有优势。下面对眼内液病毒检测的常见分子生物学检测方法进行简要介绍。

11. 病毒 DNA 的检测

病毒的病原学检测方法有细胞培养、血清学检测、核酸检测、电镜检测等。与其他方法相比，核酸分子的检测具有快速、灵敏度和特异度高等特点，已成为病毒检测的主流方法。

（1）聚合酶链式反应

聚合酶链式反应（polymerase chain reaction，PCR）是一种基于核酸序列的分子生物学诊断技术。PCR可在体外快速扩增特定基因或DNA片段，将少量DNA扩增后用于检测。PCR技术是模拟体内DNA复制的方式，在体外选择性地将DNA某个特殊区域扩增出来。其过程同普通DNA复制一样，有3个步骤：①模板DNA变性，由双链状态变成单链状态；②引物与模板结合，完成复制过程；③在DNA聚合酶和底物存在的情况下合成与模板互补的DNA。这3个热反应过程的重复为一个循环，经过20～40个循环可扩增得到大量位于两条引物序列之间的DNA片段。

PCR用于眼内液微生物的检测，需要从临床角度判断出微生物的种类，因为PCR需要设计引物，而引物是针对某种具体微生物的序列而设计的。一般在眼内液检测上，主要针对的是病毒。临床上，病毒感染性眼病的表现特征性相对较强，并且常见的病毒感染主要是双链DNA病毒（如巨细胞病毒、水痘-带状疱疹病毒、单纯疱疹病毒等），大致根据临床表现推测出病毒的可能性较大，适合使用PCR方法进行病原学检测。

1）实时荧光定量PCR（real-time polymerase chain reaction，qPCR）：是能够定量检测目的基因扩增数量的PCR技术。其原理是在PCR体系中加入荧光染料或荧光分子标记的寡核苷酸链，与 PCR 扩增产物结合时荧光分子在紫外线的激发下发出荧光，通过荧光信号探测器直接检测反应体系中荧光信号的变化，以检测目的基因的拷贝数量，并据此推断目的基因的初始量。与常规 PCR 相比，qPCR 可以精确定量目的基因的数量，实现了从定性到定量的飞跃，并且其特异性更强，可有效解决 PCR 污染问题，自动化程度高，广泛应用于病原微生物的快速检测。qPCR 是眼内液分析中的常用检测方法，可以对急性感染阶段病原微生物或病毒的 DNA 或 RNA 进行精确定量，并跟踪监测患者在治疗过程中病毒载量的变化。

2）多重 PCR（multiplex polymerase chain reaction，MPCR）：是在传统 PCR 原理的基础上进行改进，指通过一次 PCR 反应同时对多个靶标进行扩增，结合一定的检测手段对扩增产物进行检测从而实现对多个靶标进行诊断的技术。在微生物的鉴别分析中，主要利用不同种或株的 DNA 特异性变化区域，PCR 检测中引物的 DNA 序列应该有很强的特异性，否则引物会结合在其他位点上发生非特异性扩增。多重 PCR 是在传统 PCR 基础上改进并发展起来的，但并不是单一 PCR 的简单混合，在实际操作中常常受到反应条件和反应体系等多种因素的影响。应用多重 PCR 方法进行感染性疾病病原检测主要有两个方法：①针对每一种病原的单个特异基因进行多重检测，同时检测一种或几种病原体的存在与否；②针对某一病原的多个基因进行多重检测，可以减少假阳性结果的出现。

多重 PCR 被尝试用于眼内液多种病原微生物检测：Bispo P 等对眼内液中的 HSV-1/HSV-2、VZV、CMV 和弓形虫进行多重 PCR 检测，结果发现检测敏感性较高，可达到 20 拷贝数的疱疹病毒检测低限，200 拷贝数的弓形虫核酸低限。目前，国际上主要有 4 个研究中心报道过采用多重 PCR 对眼内液进行检测（美国 2 个、日本 1 个、印度 1 个），来自这几个不同研究中心的结果都提示，多重 PCR 用于眼内液检测的特异性和敏感性都较高。

和传统的单重 PCR 相比，多重 PCR 的很大优势在于节省样本，这适用于标本量少的眼内液检测；但是，多重 PCR 技术操作难度更大，如果反应条件把握不好，会出现更高比例的假阳性和假阴性。

3）多重固相条带 PCR 法（multiplex solid-phase strip PCR assay，Strip PCR）：将特定的引物寡核苷酸通过不同方法共价固定在固相支持物上来扩增目的 DNA。固相支持物有琼脂糖小珠、聚丙烯酰胺小珠、乳胶小珠、磁珠、普通玻片，以及硅片等。多重固相条带 PCR 法有效解决了传统管式多重 PCR 引物间相互干扰和荧光检测通道有限的难题，可实现多达 105 个目标基因并行检测。

日本学者 Nakano S 等将 Strip PCR 用于眼内液多种微生物的核酸检测，发现其灵敏度和 qPCR 相当。Nakano S 曾与笔者进行合作，对比 Strip PCR（可测 8 种微生物，包括 HSV-1、HSV-2、

VZV、HHV-6、CMV、EBV、HTLV-2 和眼弓形虫）和恒温扩增的碟式微流控芯片（可测 21 种微生物）在检测眼内液病原上的优势，如表 1 所示。笔者认为，恒温扩增的碟式微流控芯片的优势主要在于可以检测的标本多，而 Strip PCR 无须提取核酸，所以省时，而且用量少。

表 1　Strip PCR 和恒温扩增的碟式微流控芯片特点对比

	Strip PCR	恒温扩增的碟式微流控芯片
样本用量	13 ～ 26 μL	20 ～ 50 μL
样本处理	不需要	需要
通量	通量高，可根据实验需要调整 1 次检测的标本数量	通量低，每次只能检测 1 个标本，1 个标本耗时 1 h
1 个标本耗时	1 h	1.5 h
12 个标本耗时	1.5 ～ 2 h	12.5 h
仪器	常用荧光 PCR 仪即可	芯片专用仪器
污染	需多次分装加样，易造成污染	封闭空间，独立反应池，可有效防止污染

（2）环介导恒温扩增

环介导恒温扩增（loop-mediated isothermal amplification，LAMP）是日本学者 Notomi 于 2000 年首先提出来的一种新核酸扩增技术，可针对目的基因的 6 个区域设计 4 条特异性引物（2 条内引物和 2 条外引物），利用一种具有链置换特性的 BstDNA 聚合酶，在等温条件下高效、快速、高特异性地扩增靶序列，其反应过程包括哑铃状模板合成阶段、循环扩增阶段、伸长和再循环阶段。

LAMP 是目前核酸分子检测技术手段的升级，具有操作简便快速、灵敏性高和特异性高等优势，适用于核酸的现场快速检测。这种方法的优点在于：①高特异性及高敏感性：LAMP 技术使用 1 对外部引物和 1 对内部引物，可以识别目的基因序列上 6 个不同的区域，对目的基因序列具有高度的选择性，减少了非靶标序列的影响，因此扩增的特异性非常高。Aryan 等选择重复插入 IS6110 序列建立了 LAMP 检测 MTB 复合群方法，灵敏度比通常的 PCR 方法提高了 20 倍。②操作简单、效率高且成本低：LAMP 技术可以在等温条件下实现扩增，不需要进行模板的预变，减少了 PCR 技术升降温带来的影响，以及对昂贵、精密实验仪器的要求，具有显著的高效性，且更易于搭载微流控芯片；③结果观察便捷、精确：LAMP 阳性扩增反应中会产生大量白色焦磷酸镁沉淀，可利用浊度仪、凝胶电泳、直接肉眼观察或根据颜色变化进行检测，扩增反应结束即可直接肉眼观察反应结果，或根据试剂颜色变化判断是否发生反应。此外，病原体检测只需对样本进行简单处理，省略了繁琐的基因提取步骤，更适用于病原体快速检测。目前，LAMP 技术与微小可控、功能集成的微流控芯片技术相结合，简化了基因检测过程中繁琐的样品处理和扩增产物的检测步骤，发展出一种快速、准确，适用于即时检测的新型基因分析技术。

当然，这种方法也有其缺点和局限性：① LAMP 扩增是链置换合成，靶序列长度最好在 300 个碱基对以内，大于 500 碱基对则较难扩增，故不能进行长链 DNA 的扩增；②由于灵敏度高，操作过程中极易受到污染而产生假阳性结果；③ LAMP 的反应结果只有 2 种，即扩增与不扩增，如产生非特异性扩增，则不易鉴别；④其在产物的回收、鉴定、克隆、单链分离方面均逊色于传统 PCR 方法。由于这些上述的局限性，因此并非所有的微生物都适合用 LAMP 法进行检测。笔者曾经与科研人员合作，进行 21 种眼内常见致炎微生物的 LAMP 法鉴定。对于不明原因的感染，LAMP 是一种选择，但总体来说，不如具体的 PCR 法阳性率更高，因为存在样本量分散的问题。

（3）宏基因组测序

众所周知，分子诊断技术早已被成功地运用于未知病毒的识别。下一代测序（next generation sequencing，NGS）也称为高通量或大规模并行测序，是一种可将数千至数百万条 DNA 片段同时和独立测序的技术，为疑难感染性疾病诊治提供了新方法。高通量测序作为发现病原体的有力工具，同生物信息学分析一起使我们能够快速识别各种病原体并提高对疾病的认识。NGS 技术在临床微生物检测中的应用是多方面的，包括宏基因组测序（metagenomic next-generation sequencing，mNGS）、全基因组测序、转录组测序、目标序列再测序等。宏基因组测序（mNGS）是指对样品中的全部微生物群体基因组进行高通量测序，分析微生物群体的基因组成及功能结构多样性。

与检验目标明确的单一或多重 PCR、恒温扩增的碟式微流控芯片等方法不同，mNGS 无偏倚、全覆盖、高效率的优势使其越来越广泛地应用于临床检测中。PCR、恒温扩增的碟式微流控芯片和免疫学检测都是在已有初步临床诊断背景的前提下进行的验证性检测，对于未知的病原体无法检出。而 mNGS 在进行病原体检测时，无须提前筛选病原体的范围，即不存在上述靶向检测法的偏倚性，只要微生物的核酸存在于临床样本中，mNGS 就可全面、准确地获取整个检测样品内的全部基因组信息，从而分析出致病病原体，帮助临床诊断及治疗。此外，在一些免疫缺陷的感染患者、传统检测手段反复检测仍无法明确病原体及新型或罕见病原体感染的案例中，mNGS 具有明显的优势。在多重感染中病原体的鉴定方面，mNGS 检测也比传统培养法更具优势。

虽然 mNGS 在临床感染性疾病的诊断中有其特定的优势，但是 mNGS 用于眼内液检测还处于起步阶段，仍有许多问题亟待解决。①如何将测序数据准确地转换为临床诊断结果，即在保证测序数据完整且准确的同时，更合理地对其结果进行解读以便更好地服务临床；②检测流程的标准化及检测质控，如标本的采集和储存、核酸序列的提取与污染物的处理等；③测序技术、效率的进一步提高及测序成本的降低，如更低的硬件设施配置要求、更短的周转时间、更高的检测灵敏度等；④对于感染病原耐药及毒力的检测尚待开展，在精准病原学检测的基础上开展病原体耐药基因及毒力检测，有助于临床制定精准、个性化的治疗方案。

随着高通量测序技术领域的迅猛发展，测序通量越来越大，成本大幅下降，测序速度越来越快，测序质量和自动化程度也越来越高，未来宏基因组测序技术将成为临床眼内微生物检测的常规方法和研究手段。

12. 病毒 RNA 的检测

实时定量逆转录聚合酶链反应（real-time quantitative reverse transcription polymerase chain reaction，RT-qPCR）的主要操作步骤包括总 RNA 的提取、质量检查、逆转录、定量 PCR 及数据分析，其主要原理即在逆转录酶的作用下以 mRNA 为模板合成 cDNA 的一条链，接着在 DNA 聚合酶的作用下进行扩增，期间通过 qPCR 仪检测荧光信号的变化情况并测定目的产物的含量，再根据标准曲线计算 mRNA 的含量或与内参基因含量比较后计算相对含量。

RT-qPCR 法具有高灵敏度、高特异性、适用样本类型广泛等优点，但 RT-qPCR 结果的影响因素很多，如在磁珠法或柱层析法分离纯化病毒核酸过程中，重复的洗涤、离心、纯化等步骤均可造成相当数量的核酸损失，且增加了核酸断裂水解的可能性；且 RNA 易降解，在标本留取、保存及转运过程中要严守操作规程，以免出现假阴性的结果；此外，在感染早期，病毒复制数量达不到 RT-qPCR 检测阈值也会出现假阴性情况。实时荧光 RT-qPCR 检测病毒核酸的灵敏度跟病毒本身特点有关，也跟采样、标本前期处理、运输保存、检测者和试剂质量都有关系，尤其和疾病进程关系密切。

对于 RNA 病毒核酸检测结果的准确性，需要从样本类型、标本采集保存与运输、患者感染周期等影响因素来综合分析；另外，人员操作、核酸提取、试剂盒性能等都是造成检测结果假阴性或假阳性的原因，故实验室在做好质量控制的同时结合临床评价试验数据进行分析也是重要的环节。

13. 抗体的检测

免疫学方法是核酸检测方法的重要补充。病毒抗原与核酸在机体产生免疫反应后逐渐被清除，因此核酸的检测适用于疾病早期诊断；而抗体在患者体内长期稳定，检测干扰因素少、简便快捷，与核酸检测协同使用可作为确诊或排除病毒感染的有力补充依据。

感染病毒后，病毒本身携带的蛋白具有抗原活性，刺激人体免疫细胞产生抗体，IgM 和 IgG 是病毒感染后在人体内先后出现的特异性抗体。IgM 是免疫系统受病原体刺激后最先产生的抗体，起到"先锋免疫"的作用，IgM 抗体产生早，感染后迅速产生，但维持时间短且消失快；IgG 在血液和组织中含量丰富，是抗病毒免疫的绝对主力，IgG 抗体产生晚，维持时间长，消失慢，标本中检测阳性可作为感染和既往感染的指标。基于 IgM 和 IgG 双抗体的检测方法具有灵敏度高、诊断及时、适用范围灵活广泛等优点。IgM 和 IgG 的检测也有助于对病毒感染阶段进行判断。IgM 和 IgG 抗体的检测方法主要包括：胶体金法、酶联免疫吸附试验（enzyme linked immunosorbent assay，ELISA）法和化学发光法。3 种方法均可测定 IgM/IgG 总抗体或分别检测 IgM 和 IgG 抗体两类。

（1）IgM 和 IgG 的检测方法

1）胶体金法：是在硝酸纤维素膜上包被特定抗原，基于侧向免疫层析原理捕获样本中的 IgM/IgG 抗体，通过胶体金标记的鼠抗人 IgM/IgG 抗体形成抗原抗体复合物，使得流动相在检测线处聚集为红色反应线。胶体金法抗体检测具有操作简便、反应迅速等优点，但其缺点是无法定量，临床上往往只用于快检初筛。在眼内液检测应用中，胶体金法的灵敏度较 ELISA 法低，因此不是眼内抗体的主要检测方法。但 IgM/IgG 抗体胶体金法作为免疫学证据，无法取代 PCR 作为病原学证据的地位，可能受到样本溶血、纤维蛋白、细菌污染或患者自身抗体等因素的影响，造成假阳性率偏高，且 IgM/IgG 抗体的检测窗口期比 PCR 长。

2）酶联免疫吸附试验（ELISA）法：将特定抗原固定到聚苯乙烯载体上，用于捕获样本中的 IgM/IgG 抗体，以酶标记的 IgM/IgG 抗体为诊断二抗，构建间接法检测 IgM/IgG 抗体的体系，最终通过酶促颜色反应对样本中的 IgM/IgG 抗体进行定量检测。与胶体金法相比，ELISA 法以其精确定量能力在抗体检测中有独特的优势。ELISA 法的检测灵敏度和特异性均较高，仪器配置要求低，容易在基层医院开展和广泛推广；但 ELISA 法的一个重要缺点是操作步骤繁复，检测范围受底物反应影响大，ELISA 法的手工操作可能带来不必要的操作误差及交叉污染，且 IgM/IgG 抗体检测均存在窗口期，难以在感染初期获得阳性检测结果。ELISA 法在眼内液检测中，0.1 mL 的眼内液样本通常只能检测 1～2 种抗体而不能进行多重检测，是这种传统方法的局限性；此外，眼内液标本量少，相应的病原微生物及抗体含量也较低，较易出现假阴性结果。

3）化学发光法：是利用纳米磁珠标记病毒的重组蛋白捕获样本中的 IgM/IgG 抗体，利用与吖啶酯偶联的二抗识别抗体，加入激发液后，通过相对发光强度测定化学发光反应。化学发光法检测的主要优点包括灵敏度高，检测范围广，可以定量分析，可以实现全封闭、全自动、高通量的检测；但是化学发光法检测需要配套检测设备，检测成本较高，临床推广使用受限于设备的普及程度；化学发光法检测所需样本量相对较大，对于可获取样本量 50 ～ 100 μL 的眼内液检测并不具有优势。

（2）抗体检测结果的解读

1）Goldmann-Witmer 系数（goldmann-witmer coefficient，GWC）：正常情况下，眼内液中的蛋白成分与血浆中的蛋白成分不同，尤其是出于免疫赦免的需要，免疫球蛋白的含量更低。但是血眼屏障破坏时，血清中的蛋白成分（包括抗体类的免疫球蛋白）可以渗漏至眼内；此时眼内液检测的抗体成分假阳性结果，会导致临床误诊。通过计算 Goldmann-Witmer 系数，可以辅助判断眼内该特异抗体是眼内原位产生（眼内组织感染病原），还是因为血眼屏障渗漏而导致的假阳性。Goldmann-Witmer 系数被主要应用于诊断眼弓形虫病、眼弓蛔虫病、急性视网膜坏死（判断 HSV 和 VZV 眼内感染）、巨细胞病毒性前葡萄膜炎、单纯疱疹病毒性前葡萄膜炎、水痘 – 带状疱疹病毒性前葡萄膜炎及 Fuchs 虹膜异色性葡萄膜炎（判断风疹病毒眼内感染），也有个别报道应用于判断 EBV 性葡萄膜炎、贝纳特氏立克次体与葡萄膜炎的关系等。计算公式如下：Goldmann-Witmer 系数 =（眼内某种 IgG 浓度 / 眼内总 IgG 浓度）/（血清某种 IgG 浓度 / 血清总 IgG 浓度）。即眼内某种特定的 IgG 所占总 IgG 的比例与血清中该比例的比值。比值越高，说明该种 IgG 是在眼内原位产生的，反之则可能是从血清中渗漏而来。一般约定，Goldmann-Witmer 系数在 0.5 ～ 2，表示没有眼内原位抗体产生；Goldmann-Witmer 系数在 2 ～ 4，提示可能有眼内原位抗体产生；Goldmann-Witmer 系数≥ 4，确定有眼内原位抗体产生。也有部分学者简单地以 3 为界，Goldmann-Witmer 系数＜ 3，提示没有眼内原位抗体产生；Goldmann-Witmer 系数≥ 4，确定有眼内原位抗体产生。Goldmann-Witmer 系数的标准究竟定在哪个数值，区别不大：在 Mathis T 等的一项关于眼弓形虫病的研究中发现，如果将弓形虫抗体的 Goldmann-Witmer 参考阈值定为 2（GWC 在 2 以上为阳性）特异性为 97.8%；如果将参考阈值定为 3（GWC 在 3 以上为阳性）特异性为 100%，这两种参考阈值标准下均有较高的特异性。需要特别注意的是，计算 Goldmann-Witmer 系数的前提条件是眼内液该种特定 IgG 阳性，因为 Goldmann-Witmer 系数的目的是除外假阳性，如果眼内液检测特定抗体阴性，Goldmann-Witmer 系数是没有意义的，即使计算出 Goldmann-Witmer 系数＞ 4，也不能认为该种 IgG 为原位产生。

2）Witmer Desmonts 系数：与 Goldmann-Witmer 系数的意义类似，主要是将总 IgG 换成白蛋白，计算公式：Witmer Desmonts 系数 =（眼内某种特定 IgG 浓度 / 眼内总白蛋白浓度）/（血清某种特定 IgG 浓度 / 血清总白蛋白浓度）。有的学者将 Witmer

Desmonts 系数值 ≥ 1 认定为阳性。这种做法的意义在于免疫球蛋白的总量常常随免疫状态发生变化，而白蛋白的总量则相对恒定。所以，对于近期可疑病毒感染，或者存在发热等全身感染迹象时，选择 Witmer Desmonts 系数会优于 Goldmann-Witmer 系数，因为这些情况下，血清 IgG 浓度会显著升高。但是，对于肾功能异常，白蛋白浓度下降，甚至为低蛋白血症时，显然 Witmer Desmonts 系数将不适用。

任何一个临床检测项目，都是为了特定患者人群在某个特定时间针对其疾病发生发展过程中诊断或治疗的辅助指导。简单地讲，就是要对正确的患者（who）在正确的时间（when）开出正确的检验申请单（what）。无论是核酸检测方法，还是免疫学检测方法，检测结果的准确性都受到不同试剂盒生产质量、患者的个体差异、病情进展阶段、标本留取量和有效性、保存和运输条件等因素的影响，且假阴性和假阳性是任何体外检测手段都无法避免的。因此，在眼内液检测临床应用过程中，应综合患者感染的病毒类型、不同病程阶段及不同检测方法的特性等信息选择恰当的检测方案，提高疾病诊断的准确性和时效性，更好地辅助指导临床诊疗工作。

参考文献

1. BISPO P J M, DAVOUDI S, SAHM M L, et al. Rapid Detection and Identification of Uveitis Pathogens by Qualitative Multiplex Real-Time PCR. Invest Ophthalmol Vis Sci, 2018, 59 (1): 582-589.

2. LI A, SUN Z, REETZ M T. Solid-Phase Gene Synthesis for Mutant Library Construction: The Future of Directed Evolution? Chembiochem, 2018, 19 (19): 2023-2032.

3. NAKANO S, SUGITA S, TOMARU Y, et al. Establishment of Multiplex Solid-Phase Strip PCR Test for Detection of 24 Ocular Infectious Disease Pathogens. Invest Ophthalmol Vis Sci, 2017, 58 (3): 1553-1559.

4. NOTOMI T, OKAYAMA H, MASUBUCHI H, et al. Loop-mediated isothermal amplification of DNA. Nucleic Acids Res, 2000, 28 (12): E63.

5. GU W, MILLER S, CHIU C Y. Clinical metagenomic next-generation sequencing for pathogen detection. Annu Rev Pathol, 2019, 14: 319-338.

6. CHIU C Y. Viral pathogen discovery. Curr Opin Microbiol, 2013, 16 (4): 468-478.

7. SALIPANTE S J, HOOGESTRAAT D R, ABBOTT A N, et al. Coinfection of fusobacterium nucleatum and actinomyces israelii in mastoiditis diagnosed by next-generation DNA sequencing. J Clin Microbiol, 2014, 52 (5): 1789-1792.

8. MATHIS T, BECCAT S, SÈVE P, et al. Comparison of immunoblotting (IgA and IgG) and the Goldmann-Witmer coefficient for diagnosis of ocular toxoplasmosis in immunocompetent patients. Br J Ophthalmol, 2018, 102 (10): 1454-1458.

9. WANG Z J, ZHOU M, CAO W J, et al. Evaluation of the Goldmann-Witmer

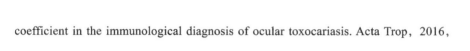

coefficient in the immunological diagnosis of ocular toxocariasis. Acta Trop, 2016, 158: 20-23.

10. TAKASE H, OKADA A A, GOTO H, et al. Development and validation of new diagnostic criteria for acute retinal necrosis. Jpn J Ophthalmol, 2015, 59 (1): 14-20.

11. RELVAS L J M, ANTOUN J, DE GROOT-MIJNES J D F, et al. Diagnosis of cytomegalovirus anterior uveitis in two european referral centers. Ocul Immunol Inflamm, 2018, 26 (1): 116-121.

12. WENSING B, MOCHIZUKI M, DE BOER J H. Clinical characteristics of herpes simplex virus associated anterior uveitis. Ocul Immunol Inflamm, 2018, 26 (3): 333-337.

13. GROEN-HAKAN F, BABU K, TUGAL-TUTKUN I, et al. Challenges of diagnosing viral anterior uveitis. Ocul Immunol Inflamm, 2017, 25 (5): 710-720.

14. SMIT D, MEYER D, MARITZ J, et al. Polymerase Chain Reaction and Goldmann-Witmer Coefficient to Examine the Role of Epstein-Barr Virus in Uveitis. Ocul Immunol Inflamm, 2019, 27 (1): 108-113.

15. HERMANS L E, OOSTERHEERT J J, KAMPSCHREUR L M, et al. Molecular and Serological Intraocular Fluid Analysis of Coxiella burnetii-seropositive Patients with Concurrent Idiopathic Uveitis. Ocul Immunol Inflamm, 2016, 24 (1): 77-80.

（陶勇　康皓）

抗病毒药物的治疗进展

14. 目前可用于眼部抗病毒治疗的药物种类有限

能使人类致病的病毒有 1200 多种近 1 万株，而人类可以通过药物干预的只有少数几种病毒：人类免疫缺陷病毒、乙型肝炎病毒、丙型肝炎病毒、甲型和乙型流感病毒、疱疹病毒科、人乳头瘤状病毒。引起眼部病毒感染的主要是疱疹病毒科，如单纯疱疹病毒（HSV）、巨细胞病毒（CMV）、水痘－带状疱疹病毒（VZV）、EB 病毒（EBV）。目前批准的针对疱疹病毒的药物都以病毒 DNA 聚合酶为靶点（除了反义硫代磷酸酯寡核苷酸福米韦生，它仅限于眼内注射治疗 HIV/AIDS 患者的 CMV 性视网膜炎）。

第一代抗疱疹病毒的药物包括 5- 碘 -2'- 脱氧尿苷、三氟胸苷、阿糖腺苷和溴夫定，因为低选择性、毒性大仅用于局部给药，其中，溴夫定是一种胸苷类似物，主要用于治疗带状疱疹，它的功能类似于阿昔洛韦，是一种三磷酸酯，由 VZV 胸苷激酶单磷酸化，随后被宿主细胞激酶转化，在一些欧洲和美洲国家已经获准上市。体外抑制病毒复制的活性比阿昔洛韦和喷昔洛韦高 200 ～ 1000 倍。在治疗水痘 - 带状疱疹病毒的临床研究中，溴夫定相比阿昔洛韦皮疹持续时间明显缩短。

第二代抗疱疹病毒的药物包括阿昔洛韦、更昔洛韦、喷昔洛韦及他们的前药伐昔洛韦、缬更昔洛韦和泛昔洛韦。阿昔洛韦的应用使治疗进入一个新的时代，在寻找新药的过程中，阿昔洛韦仍占据金标准的地位。阿昔洛韦抗病毒的机制是病毒的胸苷激酶将其磷酸化为单磷酸盐形式，胞苷激酶将其磷酸化为具有活性的三磷酸形式，作为病毒 DNA 聚合酶的底物结合到病毒 DNA 中，终止复制。阿昔洛韦高效低毒，但是口服吸收的生物利用度只有 10% ～ 30%，水中的溶解度低，血中半衰期短，因此需要提高给药剂量和服药频率，成人常用量一次 0.2 g，一日 5 次。伐昔洛韦是加入左旋缬氨酸酯的阿昔洛韦，是阿昔洛韦前体药物中安全有效的药物，通过人体肠肽转运体 hpETP1 的转运，生物利用度有明显提高，随后在小肠中转换为阿昔洛韦，水溶性是阿昔洛韦的 60 倍，口服吸收迅速，生物利用度是阿昔洛韦的 3 倍。CMV 缺少胸苷激酶，因此阿昔洛韦对 CMV 感染无治疗作用。更昔洛韦是无环鸟苷类似物，通过病毒的胸苷激酶 / 鸟苷激酶转化为单磷酸盐形式，对 CMV、HSV、VZV 和 EBV 均有效，抗 CMV、

EBV 活性约为阿昔洛韦的 20 倍，其口服吸收生物利用度有限，为了提高生物利用度，结构上将缬氨酸变为缬氨酸酯即缬更昔洛韦，可减少更昔洛韦的毒性，口服生物利用度达 60.9%，比更昔洛韦大 10 倍。喷昔洛韦是一种无环鸟苷由病毒胸苷激酶转化为单磷酸，动物实验发现它能高效抑制 VZV 的复制，但在治疗 HSV-1 感染的细胞时，作用弱于阿昔洛韦，然而能抑制突变型 DNA 聚合酶的复制，是治疗 HSV-1 引起的口腔疱疹的外用药物。同样，它的口服吸收生物利用度很低，为了改善这一缺点，其前体药物泛昔洛韦被合成。在体内，泛昔洛韦经过两步转化为喷昔洛韦，即经酯酶作用除去两个乙酰基和通过醛氧化酶将嘌呤氧化，口服给药时，它抗病毒的作用优于阿昔洛韦，生物利用度比喷昔洛韦高 5 倍，生物利用度达 77%，主要用于治疗 VZV 感染，并在较小程度上用于复发性 HSV-1 和 HSV-2 感染。

第三代抗疱疹药物西多福韦和膦甲酸钠也是靶向病毒 DNA 聚合酶的疱疹病毒抑制剂，但他们不属于鸟苷类似物。西多福韦是一种胞苷类似物，与鸟苷类似物相比，它的结构中含有单磷酸，只需要宿主激酶直接将其磷酸化为活性二磷酸形式，作为病毒 DNA 聚合酶的底物结合到病毒 DNA 中，连续两个西多福韦分子结合到病毒 DNA 中就会引起 DNA 链的延伸终止。膦甲酸钠是目前唯一的非核苷类抗病毒药物，属于焦磷酸类似物，不需要病毒激酶的磷酸化，是核苷酸骨架的非竞争性抑制剂，直接作用于病毒 DNA 聚合酶的焦磷酸结合位点，从而防止病毒 DNA 链延伸。膦甲酸钠和西多福韦需要静脉给药，两者均有严重的肾毒性。除此之外，西多福韦还可引起骨髓抑制，因此他们为病毒聚合酶出现耐药性突变影响鸟苷类似物治疗效果（抗药性疱疹病毒感染）时的二线治疗方法。

第四代抗疱疹药物福米韦生是一种反义硫代寡核苷酸，可以与 CMV mRNA 上的转录基因结合，参与并影响转录过程，抑制 CMV 复制的关键步骤，达到治疗目的。在体外实验中，福米韦生抗病毒复制效果比更昔洛韦强 30 ～ 40 倍。

15. 抗疱疹病毒的新药研发包括优化已上市或已报道的活性化合物及发现新的靶点和抑制剂

目前抗疱疹病毒的药物十分有限，生物利用度低、不良反应及耐药性等问题影响目前抗病毒治疗的效果，因此新型抗疱疹病毒药物的研发是当前的研究热点。

病毒 DNA 聚合酶抑制剂是过去几十年治疗疱疹病毒感染的一线药物，近几年进入临床试验的鸟苷核苷类似物有 Cyclopropavir 和 Valomaciclovir。Cyclopropavir 是一种二羟甲基环丙烷核苷类似物，一种广谱性的抗疱疹病毒化合物，对巨细胞病毒、单纯疱疹病毒 HHV-6 和 HHV-8 有良好抗病毒活性，2019 年 7 月报道的 I 期临床试验结果表明，其耐受性良好，在有效抑制浓度下无明显不良反应。Valomaciclovir 是非环状鸟苷衍生物的二元酸前体，能对抗 HSV、VZV、EBV 感染，不能对抗 CMV 感染，其治疗 VZV 和 EBV 的 Ⅱ 期临床试验分别于 2009 年和 2010 年完成。2012 年 8 月，报道了其随机、双盲、活性对照试验的结果，以伐昔洛韦为对照，Valomaciclovir 在保证治疗效果的前提下能够将用药次数从每天 3 次减少到每天 1 次。2015 年，韩国首尔大学的研究者利用生物电子等排原理设计并合成了硒代阿昔洛韦和硒代更昔洛韦，增强了药物的细胞渗透性，提高口服生物利用度，该研究为核苷类抗疱疹病毒药物的开发提供了新结构类型的分子。Brincidofovir（CMX001）是西多福韦的前体化合物，改善了口服生物利用度，降低了肾毒性，体外实验中 CMX001 对几乎所有的双链 DNA 病毒都有很好的抗病毒活性。

解旋酶 - 引物酶复合体在疱疹病毒 DNA 复制过程主要发挥解开病毒 DNA 双链及为随后的链合成提供引物的作用。阿米那韦是一种解旋酶 - 引物酶抑制剂，对 HSV（包括对阿昔洛韦耐药的 HSV）和 VZV 感染有效，其安全性和耐受性良好，药代动力学性质优于阿昔洛韦，已于 2017 年在日本获准上市用于治疗 VZV 感染。目前处于研究中的主要有 Pritelivir、BILS179 和 ASP2151。Pritelivir 又称 BAY 57-1293（AIC316），是一种强效的解旋酶 - 引物酶抑制剂，作用机制是在早期转录时抑制病毒

DNA 合成，对 HSV-1 型和 HSV-2 型具有强烈的抗病毒作用，无论是在细胞系和动物模型中均具有高效的抗病毒效应，并且与阿昔洛韦没有交叉耐药，体外抗 HSV 活性显示为阿昔洛韦的 200 倍。BILS179 化合物的有效率是阿昔洛韦的 10 倍，并且具有抑制疱疹感染的疾病进展。与上述化合物相反，ASP2151 能有效抑制 HSV-1、HSV-2 和 VZV。ASP2151 的有效率大大超过了阿昔洛韦，该化合物在 2011 年成功地通过 Ⅱ 期临床试验。一项Ⅲ期临床试验结果证明了 ASP2151 治疗生殖器疱疹的安全性和有效性。

终止酶的作用是将复制的病毒基因组切割成片段，并将他们包装到衣壳中，该过程在哺乳动物细胞不存在，因此特异性的终止酶抑制剂具有毒副作用少的优点。目前终止酶抑制剂主要包括 α- 二酮酸类衍生物、γ- 二酮酸类衍生物和 α- 羟基托洛酮（α-HTS）。人 CMV 的 UL89 终止酶在对衣壳内病毒 DNA 的加工和包装中起着关键作用，阻断这一关键步骤可以有效抑制病毒感染，因此，UL89 终止酶可作为药物设计的新靶标。近期，巴塞罗那大学的 Bongarzone 等基于该靶标设计合成了一系列 α- 二酮酸类衍生物、γ- 二酮酸类衍生物，低微摩尔就可以发挥体外抑制 UL89 终止酶活性的作用。α-HTS 是一种具有广泛生物活性的芳香环化合物，2018 年 Dehghanpir 等研究了其抗疱疹病毒活性，并推测其作用靶标可能是疱疹病毒 pUL15C。2019 年，圣路易斯大学的课题组合成了一系列 α-HTS 并研究了其初步的构效关系，α-HTS 结构亲酯性有利于增加其抗病毒效力。

门户顶点抑制剂 – 硫脲衍生物可以抑制 HSV-1 的复制，这类抑制剂的作用机制尚不明确，推测其不阻止病毒 DNA 复制，而是在病毒 DNA 复制完成后阻止其部分基因与衣壳结合而抑制病毒的产生。

病毒进入宿主细胞是致病的第一步，这一关键过程涉及多种病毒蛋白，抑制病毒蛋白与宿主细胞的相互作用而防止病毒进入细胞是早期预防病毒感染的重要方法。DEX100DS40 是阳离子葡聚糖衍生物，是一种抗病毒肽抑制剂，在低细胞毒性的前提下能够阻止病毒粒子进入细胞从而在 HSV 感染早期发挥高效的抗病毒作用。

多种病毒激酶在病毒感染的整个过程均具有重要作用，可以作为抗疱疹病毒药物的靶位。疱疹病毒的胸苷激酶（thymidine kinase，TK）参与病毒 DNA 的合成，Cristofoli 等合成的一组阿拉伯尿苷和脱氧尿嘧啶核苷的 5- 炔基类似物，通过抑制 HSV-TK 及 VZV-TK 而发挥抑制 HSV 和 VZV 的作用。

目前所有疱疹病毒治疗方法均针对病毒复制的过程，而理想的治疗也会针对潜伏期。要做到这一点，需要阻断与潜伏期维持相关蛋白质的功能，包括直接维持潜伏期（如将病毒 DNA 分离到子细胞）和免疫逃避。维持潜伏期所需的蛋白与疱疹病毒的类型相关，其中，对 EBV 和卡波西肉瘤相关单疱病毒（kaposi sarcoma-associated herpes virus，KSHV）的研究最深入。例如，KSHV 在潜伏感染的细胞表达潜伏期相关核抗原（latency-associated nuclear antigen，LANA），2019 年，Kirsch 等发现了第一个功能性 LANA-DNA 相互作用抑制剂，通过抑制 LANA 与病毒基因组之间的相互作用使 KSHV 的潜伏持续终止，降低感染病毒细胞的数量。

目前已经出现了一些针对宿主蛋白的抑制疱疹病毒药物，与靶向病毒自身蛋白的药物相比，该类药物可以有效克服治疗过程中病毒耐药性的产生。目前研究的 3 个主要宿主靶点分别是细胞周期蛋白依赖性激酶（cyclin-dependent kinase，CDK）、哺乳动物西罗莫司靶蛋白（mammalian target of rapamycin，mTOR）和环氧合酶 2（cyclooxygenase-2，COX-2）。除此之外，还有许多其他激酶在疱疹病毒感染期间上调，也是潜在的治疗靶点。CDK 是重要的细胞周期调节因子，一种新的特异性 CDK9 抑制剂 FIT-039 对 HSV-1 抑制效果显著，在有效剂量下既不影响宿主细胞的周期进程，也不显示体内毒性。因此，FIT-039 是极有研究前景的抗病毒药物先导化合物。在 HSV、CMV 等疱疹病毒感染宿主细胞的过程中，COX-2 呈现高度表达，成为病毒存活并维持感染的重要媒介，因此，开发合适的 COX-2 抑制剂可用于治疗多种由疱疹病毒引起的感染，目前 COX-2 抑制剂相关研究正在进行中。

16. 玻璃体腔注射抗病毒药物对于难治性眼前部病毒感染是一种可行的方案

眼内病毒感染多采用静脉注射或口服抗病毒药物治疗，但疗效不佳并且存在全身脏器的损伤。在病毒性视网膜疾病中，玻璃体腔注射抗病毒药物已成为治疗首选方式，因为玻璃体腔注射少量药物就能够在局部快速达到有效药物浓度控制病情，减少药物对全身其他脏器的损伤。药代动力学研究结果显示，玻璃体腔注射更昔洛韦后药物的半衰期为 18.3 h。但也有个别文献报道，眼内注射更昔洛韦会在玻璃体内产生结晶，导致视力减退、眼内压增高，甚至损伤视网膜及视神经，从而导致视觉的永久性损伤。膦甲酸钠在玻璃体内的药物半衰期约为 34 h，通过脂质体包裹，能够将半衰期延长至 72 h。福米韦生在玻璃体内的半衰期长达 55 h。福米韦生的毒副作用较大，可引起轻到中度的玻璃体炎性反应及眼内压增高，也可引起视网膜色素上皮病变、白内障和黄斑囊样水肿等并发症。为避免增加眼内炎的发病率，其禁用于2 ～ 4 周内使用过西多福韦治疗的患者。

对于前节眼内病毒感染，如病毒性角膜内皮炎、葡萄膜炎通常采用的治疗是口服抗病毒药物联合局部更昔洛韦凝胶，但是由于血房水屏障、角膜屏障的存在，局部药物浓度非常有限。有报道应用玻璃体腔注射更昔洛韦等抗病毒药物治疗 CMV 性角膜内皮炎。我们通过动物实验发现玻璃体腔注射更昔洛韦，前房可维持有效浓度大于 3 天。我们回顾性分析采用玻璃体腔注射更昔洛韦治疗难治性病毒性角膜内皮炎，发现此法可以有效控制病情。但是在动物实验中，我们发现玻璃体腔注射更昔洛韦会对视网膜结构造成损伤，主要表现为细胞器、细胞间水肿，虽然随着时间推移能够得到很大程度的恢复。因此，应慎重考虑玻璃体腔注射抗病毒药物治疗眼前节病毒感染的时机。

玻璃体腔注药虽然经过近 40 年的发展，仍具有推广应用的临床价值和减少注射频率、降低并发症发生率的改进空间。

17. 临床不容忽视耐药机制的影响

目前批准适应证为 DNA 病毒感染的药物主要包括无环鸟苷类似物、无环核苷类似物和焦磷酸盐类似物，典型药物分别是阿昔洛韦、西多福韦和膦甲酸钠。由于需要长期用药，与临床其他抗感染药物一样，抗病毒药物长期应用易产生耐药性。

核苷类抗病毒药物具有较好的临床有效性，在临床中广泛应用。但是，核苷类抗病毒药物长期使用容易产生耐药性。免疫功能正常和免疫功能不全的患者产生耐药的概率是不同的，前者通常短期应用抗病毒药物治疗，耐药性不易产生；而后者通常需要长期治疗，较易产生耐药性。据报道，阿昔洛韦在免疫正常患者中产生耐药的概率较低 （0.1% ～ 0.6%），而在免疫功能不全患者中产生耐药的概率达 3.5% ～ 10%。有报道，造血干细胞移植患者产生更昔洛韦（ganciclovir, GCV）- 耐药的概率高达 36%，骨髓移植患者产生 GCV- 耐药的概率为 30%。在 CMV 的治疗中，治疗后 3 个月内更昔洛韦的耐药发生率为 8.0%，治疗后 6 个月内为 11.0%，治疗后 9 个月内增长为 27.5%。

阿昔洛韦耐药突变与 TK 及 DNA 多聚酶的基因突变密切相关，机制包括以下 3 种：① TK 缺失突变，病毒不能表达 TK；② TK 底物特异性改变；③ DNA 多聚酶活性改变。突变作用位点通常是 *UL23* 和 *UL30*。临床 95% 的阿昔洛韦耐药都产生了 TK 突变，其中 95% 突变株是 *UL23* 突变所致。

CMV 表达 UL97 蛋白激酶可将更昔洛韦磷酸化。UL97 突变后，更昔洛韦不能磷酸化失去抗病毒活性。抗 CMV 药物的另一耐药原因是编码 CMV DNA 聚合酶的基因 *UL54* 突变，*UL54* 是所有有效系统抗病毒药的靶点基因，其突变可以单独发生或与 *UL97* 突变同时出现。

因此，在治疗时应提高患者依从性，避免不规则用药或自行停药，采取最有效的用药方案，治疗前了解感染毒株对药物敏感性，在用药早期检测病毒载量、观察治疗效果，及时调整方案。

参考文献

1. GABLE J E，ACKER T M，CRAIK C S. Current and potential treatments for ubiquitous but neglected herpesvirus infections. Chem Rev, 2014, 114（22）：11382-11412.

2. 吉宁，赵行，曾昕，等 . 核苷类抗疱疹病毒药物的研究进展 . 国际口腔医学杂志，2018，45（3）：351-357.

3. PORT A D, ORLIN A, KISS S, et al. Cytomegalovirus Retinitis: A Review. J Ocul Pharmacol Ther, 2017, 33（4）: 224-234.

4. FIELD H J, HODGE R A V. Recent developments in anti-herpesvirus drugs. Br Med Bull, 2013, 106: 213-249.

5. ROUPHAEL N G, HURWITZ S J, HART M, et al. Phase ib trial to evaluate the safety and pharmacokinetics of multiple ascending doses of filociclovir（MBX-400, Cyclopropavir）in healthy volunteers. Antimicrob Agents Chemother, 2019, 63（9）: e00717-e00719.

6. TYRING S K, PLUNKETT S, SCRIBNER A R, et al. Valomaciclovir versus valacyclovir for the treatment of acute herpes zoster in immunocompetent adults: a randomized, double-blind, active-controlled trial. J Med Virol, 2012, 84（8）: 1224-1232.

7. SAHU P K, UMME T, YU J, et al. Selenoacyclovir and selenoganciclovir: discovery of a new template for antiviral agents. J Med Chem, 2015, 58（21）: 8734-8738.

8. RAMSAY I D, ATTWOOD C, IRISH D, et al. Disseminated adenovirus infection after allogeneic stem cell transplant and the potential role of brincidofovir - Case series and 10 year experience of management in an adult transplant cohort. J Clin Virol, 2017, 96: 73-79.

9. TOTH K, TOLLEFSON A E, SPENCER J F, et al. Combination therapy with brincidofovir and valganciclovir against species C adenovirus infection in the immunosuppressed Syrian hamster model allows for substantial reduction of dose for

both compounds. Antiviral Res, 2017, 146: 121-129.

10. LEE Y J, NEOFYTOS D, KIM S J, et al. Efficacy of brincidofovir as prophylaxis against HSV and VZV in hematopoietic cell transplant recipients. Transpl Infect Dis, 2018, 20 (6): e12977.

11. MAEDA H, NAKAMURA H, KIKUKAWA Y. Pharmacological profiles and clinical effects of amenamevir tablet as treatments for herpes zoster. Nihon Yakurigaku Zasshi, 2019, 153 (1): 35-43.

12. ISHIGURO A, TAKAMA H, YANAGISHITA T, et al. Efficacy of amenamevir for the treatment of herpes zoster in an immunocompromised patient: Report of a case. J Dermatol, 2019, 46 (8): e270-e271.

13. FIELD H J, HUANG M L, LAY E M, et al. Baseline sensitivity of HSV-1 and HSV-2 clinical isolates and defined acyclovir-resistant strains to the helicase-primase inhibitor pritelivir. Antiviral Res, 2013, 100 (2): 297-299.

14. WOZNIAK M A, FROST A L, ITZHAKI R F. The helicase-primase inhibitor BAY 57-1293 reduces the Alzheimer's disease-related molecules induced by herpes simplex virus type 1. Antiviral Res, 2013, 99 (3): 401-404.

15. OHTSU Y, SUSAKI Y, NOGUCHI K. Absorption, Distribution, Metabolism, and Excretion of the Novel Helicase-Primase Inhibitor, Amenamevir (ASP2151), in Rodents. Eur J Drug Metab Pharmacokinet, 2018, 43 (6): 693-706.

16. KUSAWAKE T, DEN ADEL M, DE MEENT D G V, et al. Pharmacokinetic evaluation of the interactions of amenamevir (ASP2151) with ketoconazole, rifampicin, midazolam, and warfarin in healthy adults. Adv Ther, 2017, 34 (11): 2466-2480.

17. BONGARZONE S, NADAL M, KACZMARSKA Z, et al. Structure-driven

discovery of α, γ -diketoacid inhibitors against ul89 herpesvirus terminase. ACS Omega, 2018, 3（8）: 8497-8505.

18. BERKOWITZ A J, FRANSON A D, CASSALS A G, et al. Importance of lipophilicity for potent anti-herpes simplex virus-1 activity of α -hydroxytropolones. Medchemcomm, 2019, 10（7）: 1173-1176.

19. PACHOTA M, KLYSIK K, SYNOWIEC A, et al. Inhibition of herpes simplex viruses by cationic dextran derivatives. J Med Chem, 2017, 60（20）: 8620-8630.

20. KIRSCH P, JAKOB V, OBERHAUSEN K, et al. Fragment-based discovery of a qualified hit targeting the latency-associated nuclear antigen of the oncogenic kaposi's sarcoma-associated herpesvirus/human herpesvirus 8. J Med Chem, 2019, 62（8）: 3924-3939.

21. AJIRO M, SAKAI H, ONOGI H, et al. CDK9 Inhibitor FIT-039 Suppresses Viral Oncogenes E6 and E7 and Has a Therapeutic Effect on HPV-Induced Neoplasia. Clin Cancer Res, 2018, 24（18）: 4518-4528.

22. TANAKA T, OKUYAMA-DOBASHI K, MURAKAMI S, et al. Inhibitory effect of CDK9 inhibitor FIT-039 on hepatitis B virus propagation. Antiviral Res, 2016, 133: 156-164.

23. YAMAMOTO M, ONOGI H, KII I, et al. CDK9 inhibitor FIT-039 prevents replication of multiple DNA viruses. J Clin Invest, 2014, 124（8）: 3479-3488.

24. 包娅利, 朱丹, 陶勇. 玻璃体腔注射抗病毒药物治疗病毒性视网膜疾病的研究进展. 中华眼底病杂志, 2015, 31（1）: 97-100.

25. SUN B J, PENG R M, LU Q, et al. Retinal and corneal toxicity and pharmacokinetic analysis of intraocular injection of ganciclovir in rabbit eyes. J

Ophthalmol, 2019, 2019: 3054758.

26. YU T, PENG R M, XIAO G G, et al. Clinical evaluation of intravitreal injection of ganciclovir in refractory corneal endotheliitis. Ocul Immunol Inflamm, 2020, 28 (2): 270-280.

27. JIANG Y C, FENG H, LIN Y C, et al. New strategies against drug resistance to herpes simplex virus. Int J Oral Sci, 2016, 8 (1): 1-6.

28. CHAER F E, SHAH D P, CHEMALY R F. How I treat resistant cytomegalovirus infection in hematopoietic cell transplantation recipients. Blood, 2016, 128 (23): 2624-2636.

（彭荣梅）

眼部常见病毒性疾病

18. 病毒性角膜炎的诊疗对眼科医生充满挑战

角膜病是我国的主要致盲疾病之一，而病毒性角膜炎是角膜盲最常见的病因，可导致角膜感染的病毒繁多，且多在人群中有相当高的血清阳性率。病毒性角膜炎与其他病毒感染性疾病一样，常常反复发作，产生角膜瘢痕，甚至导致失明。另外，病毒性角膜炎的临床表现多种多样，感染因素、免疫因素、药物因素均参与其中，使其临床诊疗工作对眼科医生充满挑战。

（1）病毒性角膜炎的病毒谱仍在不断扩大，传播途径多种多样

病毒性角膜炎常见的病原体主要来源于疱疹病毒科，包括单纯疱疹病毒（HSV）、水痘－带状疱疹病毒（VZV）、巨细胞病毒（CMV）、EB 病毒（EBV）等。其中，以 HSV-1 感染的角膜炎最为经典且多发。随着分子生物学诊断技术的普及，许多非典型病例的致病病原体也相继被识别。现已有风疹病毒、麻疹病毒、腮腺炎病毒、流感病毒、柯萨奇病毒等罕见病毒性角膜炎的病例报道。疱疹病毒主要的传播方式为接触传播，病毒通过黏膜或皮肤进入人体内，在人群中的感染率极高。而通过胎盘垂直传播则是造成疱疹病毒先天性感染的原因。其他常见的 RNA 病毒（如腮腺炎病毒、流感病毒、柯萨奇病毒等）则具有高度传染性，可通过飞沫、吸入等方式传播，在人群中常造成暴发、流行。另外，器官移植造成的医源性传播也成为近年来病毒的重要传播途径。就眼科而言，角膜移植究竟能否造成病毒的传播，从而继发病毒性角膜炎的问题值得关注。尽管相关直接证据仍不充分，但由于角膜移植术前缺乏对供体的常规病毒检测，术后激素及免疫抑制剂的应用，都使得临床医生不得不警惕病毒传播的风险。

（2）病毒性角膜炎复杂多样的临床表现是病毒与免疫系统相互作用的结果

除先天性感染及部分合并免疫缺陷患者的感染外，多数原发感染为隐匿性感染，不表现出任何症状。随后病毒潜伏于特定组织细胞内。HSV、VZV 主要潜伏于神经节细胞内，CMV 潜伏于巨噬细胞内，EBV 则潜伏于淋巴细胞内。除了经典的潜伏部位，近年来也有证据表明，多种疱疹病毒可直接在角膜或其他眼内组织中原位潜伏、再活化，这也可能是部分病毒性角膜炎复发时缺乏相应皮肤及其他系统表现的原因。在机体免疫功能下降时，再激活出现复发感染，从而出现临床症状。

需要认识到的是，病毒性角膜炎复杂多样的临床表现，并不仅仅来源于病毒的复制激活，还与免疫系统的作用息息相关。病毒复制、感染所诱发的免疫反应在清除病毒同时，也造成了局部组织的破坏。另外，HSV-1 感染后可合成模拟宿主抗原的蛋白，也能引起角膜基质细胞抗原性改变，进而诱导自身免疫性反应，出现免疫性角膜炎。而辨别病毒感染及免疫反应在发病中的作用，对于角膜炎后续的诊疗至关重要。

（3）高危因素及前驱症状为诊断病毒性角膜炎提供重要线索

病毒性角膜炎多见于高龄、免疫功能低下的人群。发病前常见的诱因可能有创伤（包括手术）、其他感染、情绪应激、月经等，但也有前瞻性研究调查过 308 例曾有过 HSV 性角膜炎的患者再次复发前，即每周调查患者是否有情感应激、全身感染、日光照射、月经、配戴隐形眼镜、眼部外伤等情况后，未发现任何与角膜炎复发明显相关的危险因素。除全身因素的影响外，有研究提示，前列腺素类药物的应用也可能与病毒性角膜炎的发病有关。另外，眼科术后局部激素的应用，尤其是角膜移植术后联用免疫抑制剂，可能使病毒在眼部更容易被激活，诱发病毒性角膜炎。因此，以上危险因素应在询问病史时予以关注。

在角膜炎发病前，患者可能出现非特异性的结膜炎，出现结膜充血、滤泡或乳头增生的表现，部分严重者可伴有伪膜。一些病毒感染可伴有特征性的表现，识别有助于明确诊断。例如，HSV 及 VZV 感染可在三叉神经支配区域内的眼睑皮肤出现成簇的斑丘疹、疱疹，并进一步发展为结痂、溃疡；VZV 可能在出现典型皮疹前即出现相应区域的神经痛；HSV 感染也可能在结膜出现类似角膜病变的树枝状溃疡；VZV 感染合并外层巩膜炎的情况也较为常见。

（4）理解 HSV 性角膜炎的分型是掌握病毒性角膜炎诊疗的基础

HSV 性角膜炎作为最常见的病毒性角膜炎，有较多研究基础，在临床上有详细的分型（表2）。鉴别这些分型有助于理解病毒性角膜炎多种多样临床表现背后的发病机制，指导合理的用药。

表2　HSV 性角膜炎分型

HSV 性角膜炎分型
角膜上皮炎
神经营养性角膜病变
角膜基质炎
坏死性角膜基质炎
疫性角膜基质炎
角膜内皮炎

1）角膜上皮炎：HSV 再激活感染角膜上皮最初的表现为上皮下水疱，此时病变处荧光素染色阴性。随后水疱迅速融合呈树

枝状，并发展为树枝状溃疡。典型的树枝状溃疡呈分支状、末端膨大，荧光素染色阳性，周围伴有上皮水肿（图3）。而其他原因引起的假树枝状病变可能会存在形态僵直、无末端膨大或无溃疡（荧光素染色阴性）等特点，需要仔细鉴别。当树枝状溃疡范围进一步扩大、融合，即可形成地图状溃疡（图4），具有不规则的扇形边界，且同样伴有周围上皮的水肿，可与其他类型的角膜上皮缺损鉴别。HSV 性角膜上皮炎的另一重要特征是病变区域内角膜知觉的减退。

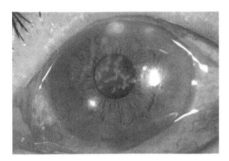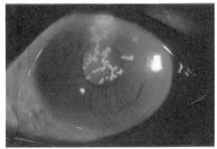

图 3　角膜上皮炎（树枝状溃疡）

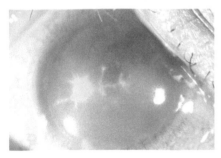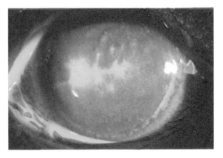

图 4　角膜上皮炎（地图状溃疡）

2）神经营养性角膜病变：是 HSV、VZV 一类嗜神经病毒感染后的特殊并发症。该疾病由于支配角膜的神经受损合并泪液分泌减少而引起，而非感染或免疫性的炎症反应。主要表现为角膜上皮缺损，缺损区域多为卵圆形，边界光滑（图5）。持续不愈的角膜上皮缺损后期可继发溃疡及感染，出现类似角膜炎的表现。

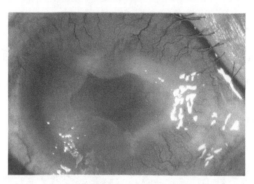

图5　神经营养性角膜病变

3）角膜基质炎：①坏死性角膜基质炎，相对罕见，由病毒感染基质合并严重的免疫反应引起，可能与患者免疫功能异常或应用激素时未联用抗病毒治疗有关。表现为基质坏死、溃疡伴有致密的基质浸润（图6）。角膜可在短时间内迅速出现变薄、穿孔。②免疫性角膜基质炎，发病机制尚未完全明确，可能与病毒颗粒在角膜基质内触发抗原－抗体－补体级联反应有关。免疫性角膜基质炎可发生在角膜上皮炎之前、之后，或与上皮炎同时出现。主要表现为基质浸润和新生血管化（图7）。裂隙灯在高倍率下，可观察到角膜浸润区域层间呈细小点状混浊，其可能由病毒抗原－抗体复合物在局部沉积导致。部分患者还可出现特征性的环形浸润灶，称为免疫环。严重的基质炎症还可继发基质水肿、脂质沉积、纤维化及瘢痕。

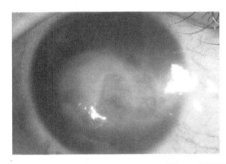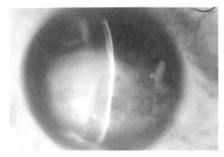

图 6　坏死性角膜基质炎

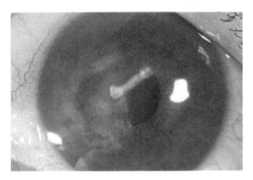

图 7　免疫性角膜基质炎

4）角膜内皮炎：由病毒感染角膜内皮细胞及免疫炎症有关，特征性的表现为局限或弥漫的角膜后沉着物（keratic precipitate，KP）及对应区域内的基质水肿和上皮水疱（图 8）。除此之外，可伴有轻中度的前房炎症反应及眼压升高，可能出现较特征性的节段性虹膜萎缩。对于部分角膜水肿严重的患者，在急性期时可能难以观察到 KP 的存在，而是随着水肿的缓解而逐渐显现出

KP。需要注意的是，这里的角膜水肿通常由内皮细胞在炎症反应中功能失代偿引起，而非基质或上皮的炎症，因此一般并不伴有浸润及新生血管，而且水肿区域与周围未受累区域有明确的分界。根据 KP 及角膜水肿的分布形态，角膜内皮炎可进一步分为盘状、弥漫性和线状内皮炎。盘状角膜内皮炎一般是在角膜中央或旁中央区域出现类圆形病灶，对药物敏感，治疗预后好；弥漫性角膜内皮炎则是全角膜弥漫的 KP 及水肿；而线状角膜内皮炎则表现出角膜内皮面线状的 KP，可不断向角膜中央匍行，与角膜移植术后排斥时出现的内皮线类似。甚至有学者提出，既往很多角膜移植术后诊断为内皮型排斥的病例，实际上就是并发了线状角膜内皮炎。线状角膜内皮炎发展迅速，若不积极治疗，常继发角膜内皮失代偿，在这三种角膜内皮炎中预后最差。

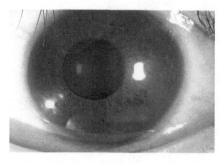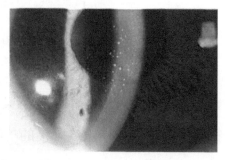

图 8　角膜内皮炎

（5）病毒性角膜炎实际临床表现多样，非典型病例日益增加

虽然病毒性角膜炎有详尽的临床分型，但在实际临床中，病毒性角膜炎的表现复杂多样，非典型的病例日益增加。这一现象

与多方面因素相关：①病毒感染性疾病本身病程迁延反复，而在角膜炎经典临床分型之间并不存在天然阻隔，上皮、基质、内皮的感染和炎症均可同时出现。例如，有研究通过活体共聚焦显微镜（in vivo confocal microscopy，IVCM）扫描 250 例临床诊断为病毒性角膜炎的患者，发现其中 107 例（43%）合并有内皮炎表现。②除 HSV、VZV 感染有沿神经分布的特征表现外，其他许多病毒性角膜炎的表现缺乏特异性，尤其在早期可能仅表现为细小的浅表点状上皮缺损和上皮下浸润。③若患者本身免疫功能异常，或在应用免疫抑制药物期间发病，则其临床表现可能更加隐匿。有相关报道，角膜内皮移植术后的患者，在术后早期并发角膜内皮炎时可仅表现为反复的植片脱位，而后才出现典型 KP；甚至有患者除了角膜植片内皮细胞丢失明显加快以外，未发现任何角膜及前房的炎症表现。

（6）病史与裂隙灯检查仍然是诊断病毒性角膜炎的关键

尽管如上所述，病毒性角膜炎有较多非典型病例，但患者的病史与裂隙灯检查仍然是目前诊断病毒性角膜炎的关键。

（7）辅助检查主要用于除外其他病因，确诊非典型病例

对于非典型的病例，一些辅助检查能够帮助除外其他病因，明确病毒感染。

IVCM 由于可以通过无创的方法观察到角膜各层的显微结构改变，被广泛应用于各种角膜疾病的诊断中，尤其是对于诊断角膜内皮炎起到重要作用。角膜内皮炎在 IVCM 上出现角膜内皮层细胞肿胀、边界模糊，细胞间隙增宽，细胞核增大、反光增强；内皮细胞周围炎症细胞浸润，可见高反光 KP；另外，在角膜前部可有水肿及一些非特异性的炎症表现。而对于 CMV 性角膜内皮炎，IVCM 下还可扫描到特征性的鹰眼细胞，即在增大的内皮细胞核中出现一中央高反光、周围环绕一圈低反光的区域。角膜内皮层鹰眼细胞的描述最早出现在一些 CMV 性角膜内皮炎的病例报道中，被认为与 CMV 感染其他系统后出现的细胞肿大、细胞核内嗜酸性包涵体的病理表现相符，且在有效抗病毒治疗后可完全消退，因此，有学者提出可将这一形态改变作为 CMV 性角膜内皮炎的诊断依据。

细胞学涂片是最简单易行的形态学检查，并可联合特殊染色发现致病病原体。而对于病毒性角膜炎，从角膜刮片中可能看到多核巨细胞和特征性的核内包涵体。但这一检查敏感性低，且阴性结果也不能排除病毒感染，因此其主要作用在于除外细菌和真菌等感染，从而支持病毒感染的诊断。

对于非典型病例，其诊断的关键在于发现病毒感染的证据，这有赖于多种分子生物学的检测手段。常用的检测方法包括房水或角膜组织的病毒分离培养、免疫组织化学染色、聚合酶链反应（polymerase chain reaction，PCR）、抗体检测计算 Goldmann-Witmer 系数（GWC）等。有研究发现，角膜上皮炎的泪液或上皮组织经 PCR 检测可发现病毒，而房水病毒的 PCR 检测和 GWC 计算已成为了诊断角膜内皮炎的金标准。但需要认识到的是，PCR 检测的是病毒的基因片段、GWC 检测的是病毒的特异性抗体，二者均非病毒感染的直接证据。例如，CMV 一般潜伏于单核 - 巨噬细胞，EBV 潜伏于淋巴细胞，在眼内炎症重、血眼屏障破坏时，较多携带病毒基因的细胞进入眼内，此时即可能导致假阳性结果的出现。

另外，以上各种分子生物学检查在临床的应用仍存在着诸多问题：①检测需抽取房水或眼内组织，患者难以接受；②因该检测手段对生物样本要求高且价格昂贵，在临床尚无法普及，目前主要用于实验室研究；③各种检测手段的窗口期有待明确。有回顾性研究结果提示，主要病毒感染早期房水病毒的 PCR 检测呈阳性，后期则表现为房水抗体阳性，而病毒 PCR 和抗体检测的敏感期尚不明确。

（8）病毒性角膜炎治疗前仔细鉴别致病因素是合理用药的关键

病毒性角膜炎多样化的临床表现可能有病毒感染、免疫反应甚至药物等多种机制参与其中，因此，治疗前仔细鉴别明确致病因素才是合理用药的关键（表3）。

表3 病毒性角膜炎用药原则

	抗病毒药物		激素	
	局部	全身	局部	全身
角膜上皮炎	✓	必要时	×	×
神经营养性角膜病变	×	×	必要时	必要时
角膜基质炎				
坏死性角膜基质炎	✓	✓	✓	✓
免疫性角膜基质炎	✓		✓	必要时
角膜内皮炎	✓	必要时	✓	必要时

1）抗病毒药物：由于病毒性角膜炎的病原体多为疱疹病毒，故首选抑制病毒DNA合成的抗病毒药物。包括以下两类：①核苷类：常用药物有阿昔洛韦、更昔洛韦等。阿昔洛韦作为经典的抗疱疹病毒药物，在治疗HSV、VZV眼部感染方面有较好的疗效，但对CMV感染无效，且药物半衰期较短，需要频繁给药；与阿昔洛韦相比，更昔洛韦的抗病毒谱更广，可用于CMV感染，半衰期更长，但不良反应相对较多，尤其在全身用药时需密切监测患者的血象及肝肾功能变化。鉴于CMV感染在亚洲人群中较为常见，在不明确病原体的情况下，应首选更昔洛韦。②非核苷类即膦甲酸钠，可用于对核苷类药物耐药的疱疹病毒感染，用药期间的不良反应主要为肾功能损伤和电解质异常。

在给药途径方面，一般采用局部和全身相结合的方式。对于病情严重或反复发作的患者，全身用药可考虑先静脉输注抗病毒药物，后改为口服。目前具有眼部制剂的抗病毒药物包括阿昔洛韦和更昔洛韦；而全身用药的选择更为多样，如伐昔洛韦和缬更昔洛韦分别是阿昔洛韦、更昔洛韦的前体药物，通过口服可发挥更高的生物利用度。而对于部分难治性角膜内皮炎患者，可选择联合玻璃体腔注射更昔洛韦的方法，也取得了较好的疗效。

抗病毒药物的用药周期并无定论，可在用药期间监测眼部炎性反应的表现及病毒指标的变化，在炎性反应消退或病毒指标转阴后适当延长疗程。也有学者认为，病毒性角膜炎的复发率较高，建议持续局部使用或口服抗病毒药物以预防复发，但长期用药的安全性仍有待观察。在此，我们更推荐选择口服抗病毒药物来预防复发，原因如下：①多数病毒的潜伏部位并不在眼部，因此局部用药效果有限；②局部用药可能存在上皮毒性的问题，而病毒性角膜炎本身用药后上皮病变十分常见，延长局部抗病毒药物的应用可能进一步影响角膜上皮的愈合。

2）激素：对于免疫性因素主导的病毒性角膜炎，局部应用糖皮质激素治疗可快速有效地缓解炎症、缩短病程，减少角膜瘢痕及新生血管的形成，但也存在加重眼部病毒感染，继发角膜基质坏死、溶解等风险。因此，每一位患者应采取个性化用药方案。常规用药原则是在局部大剂量糖皮质激素快速控制炎症后缓慢减量，而免疫性炎症较重，或伴有角膜上皮缺损的病例，则可考虑口服激素治疗。

（9）病毒性角膜炎手术治疗的时机仍存在争议

病毒性角膜炎手术可以去除角膜瘢痕、治疗角膜穿孔及恢复角膜内皮功能。而由于病毒性角膜炎本身可反复发作，再加上角膜移植术后需要长期应用激素及免疫抑制剂抗排斥治疗，眼部免疫受到抑制，导致病毒性角膜炎在角膜移植术后复发率较高。有学者认为，角膜移植应尽量推迟至病毒感染完全消退后再行手术，以降低复发率。但有研究表明，接受角膜移植的 CMV 性角膜内皮炎患者，多数病例在术后 1 年内即再次出现角膜内皮失代偿；即使术前抗病毒治疗达到眼内炎症反应消退 6 个月以上且房水病毒 PCR 阴性，也仍然会在术后 1 年内出现病情反复，甚至需要再次角膜移植的情况。也有学者建议，在角膜移植术后尽快减量、尽早停用激素对预防病毒性角膜炎复发有一定帮助。总之，病毒性角膜炎究竟何时行角膜移植、术后如何用药预防复发，仍是目前临床诊治的一大难点。

19. 青光眼睫状体炎综合征研究进展

（1）流行性学现状及进展

青光眼睫状体炎综合征，简称青 – 睫综合征，又称为 Posner-Schlossman 综合征（Posner-Schlossman syndrome，PSS），是一种反复发作的眼压升高伴睫状体炎，多发于 20 ～ 50 岁的青壮年。

文献中最小患病者 13 岁，也可见 60 岁以上患病者。据文献报道患病者男性多见，所占比例 50.5% ～ 71.4%。主要临床表现为单眼发病，反复发作，眼压升高至 40 ～ 70 mmHg（1 mmHg=0.133 kPa），伴随轻度的前房炎症及少量角膜后沉着物（keratic precipitate，KP）。青光眼睫状体炎综合征在 1948 年首次被作为一种独立的疾病命名，为一种单眼的非肉芽肿性前葡萄膜炎，由于它总伴随着葡萄膜炎，因此被归类为炎症性青光眼。在急性发作期间房角开放，视野和视盘无异常，视力可轻度下降。以前认为青光眼睫状体炎综合征具有良性的病程和预后，但近年来临床发现部分青光眼睫状体炎综合征患者继发视神经损伤，也可合并或转化为慢性继发性青光眼。

（2）青光眼睫状体炎综合征的发病机制

青光眼睫状体炎综合征的病因尚不清楚。研究认为，青光眼睫状体炎综合征可能与感染、自身免疫等因素相关。

1）感染因素：大量研究表明，和青光眼睫状体炎综合征相关最密切的致病原因可能是病毒感染。其中巨细胞病毒（CMV）可能是青光眼睫状体炎综合征的主要病因。CMV 在眼部感染的主要部位是前房，但目前并无研究证明初始感染具体的部位是虹膜、小梁网还是角膜内皮。CMV 可引起前葡萄膜炎和内皮炎，且是葡萄膜炎患者眼压升高的重要危险因素。可能的机制是：①小梁炎症引起小梁组织增厚、水肿；②色素颗粒和炎症细胞阻塞小梁网；③虹膜周边前粘连导致继发性闭角型青光眼。可见，CMV 感染增加了高眼压的危险性。这表明 CMV 在前房的感染可能是青光眼睫状体炎综合征的原因之一。Chee 等抽取了 48 例青光眼睫状体炎综合征患者的房水行 PCR 检测，检测结果显示 18 例（37.5%）CMV DNA 阳性。后续研究发现，青光眼睫状体炎综合征患者 CMV 阳性百分比更高（52%）。1995 年，在一项小样本量研究中，研究者抽取 3 名青光眼睫状体炎综合征患者的房水，聚合酶链反应（PCR）检测结果显示单纯疱疹病毒（HSV）为阳性，而 CMV 和水痘 – 带状疱疹病毒（VZV）为阴性，因此认为 HSV 感染是青光眼睫状体炎综合征的病因之一。此外，青光眼睫状体炎综合征也有可能和其他病原微生物的感染有关。某研究提示，青光眼睫状体炎综合征患者静脉血中抗幽门螺杆菌免疫球蛋白 G（IgG）阳性率比对照组高（80% 与 56.2%）。但是，社会经济状况较差地区的幽门螺杆菌感染率较高会对该研究结果影响很大。

2）血管内皮功能障碍：有研究者对青光眼睫状体炎综合征患者行虹膜血管造影时发现，发作期虹膜存在节段性缺血，间歇期虹膜血管扩张、荧光素渗漏。一项前瞻性病例对照研究显示，青光眼睫状体炎综合征患者肱动脉血流介导的血管内皮依赖性舒张功能显著低于对照组，提示青光眼睫状体炎综合征患者存在外周血管内皮功能障碍，而内皮功能障碍使血管内压力增加，从而发展为青光眼性视神经病变。然而，这也可能是葡萄膜巩膜外流房水减少导致，血管内皮细胞功能障碍与虹膜动脉炎症急性发作之间的关系还需要进一步研究。

3）自身免疫因素：青光眼睫状体炎综合征经常与花粉症、荨麻疹、哮喘等并存，且对糖皮质激素类药物反应良好，提示可能存在免疫因素。此外，青光眼睫状体炎综合征还可能与自身免疫性疾病有关。据文献报道，28.79% 的青光眼睫状体炎综合征患者有内分泌或免疫性疾病史，16.7% 的青光眼睫状体炎综合征患者抗 -SSA、ANA、心磷脂抗体阳性。然而，不是所有青光眼睫状体炎综合征患者都存在自身免疫紊乱，而且也没有证据表明自身免疫紊乱患者的青光眼睫状体炎综合征发病率更高。因此，自身免疫紊乱与青光眼睫状体炎综合征之间的关系有待更深入地探讨。研究报道，青光眼睫状体炎综合征房水中 IL-6、IL-5、趋化因子 CXCL8/CCL2/CCL4、TGF-β 和粒细胞集落刺激因子（granulocyte colony stimulating factor，G-CSF）水平升高，TNF-α、IL-2、IL-12、IFN-α、粒细胞 – 巨噬细胞集落刺激因子（granulocyte-macrophage colony stimulating factor，GM-CSF）水平降低，而 IL-4、IL-13、IL-17、IL-10、CXCL9、CXCL10 和 IFN-γ 之间没有显著差异。在对葡萄膜炎继发性青光眼（uveitic glaucoma，UG）、原发性开角型青光眼（primary open angle glaucoma，POAG）、白内障患者房水促炎细胞因子和生长因子水平检测的横断面研究中，发现 UG 组（包括青光眼睫状体炎综合征患者）房水中的 IL-6、IL-8、MCP-1、TNF-α 和 VEGF 水平显著高于白内障对照组，UG 组房水中 IL-6、MCP-1 和 VEGF 的水平高于 POAG 组，且前房炎症反应较严重的 UG 患者比轻者 IL-8、TNF-α 和血小板衍生生长因子（platelet derived growth factor，PDGF-AB/BB）水平更高。因此，青光眼睫状体炎综合征是受免疫介导的炎症反应，前房炎症因子水平较高的青光眼睫状体炎综合征发展成青光眼危险性更大。

4）青光眼睫状体炎综合征视神经损伤机制：最初认为青光眼睫状体炎综合征具有良性病程和预后，但近年来临床发现了部分青光眼睫状体炎综合征患者继发视神经损伤。目前，青光眼睫状体炎综合征视神经损伤机制仍不清。有研究表示，在青光眼睫状体炎综合征急性发作期视网膜及视神经受损，但所造成的损伤是部分可逆的；间歇期眼压下降后，视乳头形态、杯盘比（cup/disc，C/D）较急性发作期均有显著的恢复，但恢复情况与眼压下降幅度有关。长时间、反复的发作将造成视神经的不可逆损伤。众所周知，青光眼睫状体炎综合征是免疫相关疾病，因此，免疫因素也可能是青光眼睫状体炎综合征继发视神经损伤的原因之一。

（3）青光眼睫状体炎综合征的临床新进展

1）临床特征：在急性发作期间，表现为患侧眼部疼痛和轻度视物模糊，但持续时间通常较短。青光眼睫状体炎综合征的典型体征是轻度虹膜睫状体炎伴有轻度角膜水肿，中下方角膜灰白色羊脂状角膜后沉着物（KP），可见房水细胞和前房闪辉，不伴虹膜后粘连或周边虹膜前粘连。青光眼睫状体炎综合征的另一个关键特征是眼压与炎症严重程度不成正比，且高达 40 mmHg。眼压升高往往较明显的前房炎症反应更早几天出现。前房角镜检查可见房角开放，可有少量 KP 沉着于小梁网上。间歇期前房炎症反应和眼压恢复正常。有研究表明，部分青光眼睫状体炎综合征患者可合并虹膜萎缩或虹膜异色，且伴有虹膜异色的患者更容易发生视神经损伤。国内外研究发现，青光眼睫状体炎综合征初期角膜内皮计数基本正常，但长期反复发作的患者角膜内皮计数下降。在虹膜睫状体炎与角膜内皮炎和 CMV 的相关性研究中，CMV 的感染与角膜内皮计数下降程度呈正相关。最初认为，青光眼睫状体炎综合征具有良性的病程和预后，但近年来临床发现了部分青光眼睫状体炎综合征患者继发视神经损伤，被列为慢性继发性青光眼的罕见原因之一。Jap 等提出，病程长短是青光眼睫状体炎综合征视神经损伤的唯一危险因素，病程大于 10 年者，神经损伤的概率将增大 2.8 倍。

2）诊断：青光眼睫状体炎综合征是一种非肉芽肿性前葡萄膜炎，典型病例为反复发作的单侧眼压升高、发作时房角开放、发作间歇期眼压正常且不伴有虹膜后粘连。该病起病急骤，急剧升高的眼压会引起患者视力下降，伴随眼胀痛、恶心、呕吐等症状。视野和眼底视盘检查初期无异常表现，反复发作的患者可继发青光眼性视神经损伤。可同时伴有角膜内皮炎、虹膜萎缩和虹膜异色等病变。文献公认的诊断标准为：①反复发作的眼压升高，高于 21 mmHg；②轻度前房炎症反应伴中等大小的 KP，两次发作间期眼压正常，且房角开放；③单眼发病；④免疫健全。

3）鉴别诊断：青光眼睫状体炎综合征急性发作期眼压急剧升高，严重的眼部胀痛、恶心、呕吐和角膜水肿等检查显示青光眼睫状体炎综合征急性发作期房角呈开放状态，而急性闭角型青光眼和慢性闭角型青光眼的房角为部分或完全关闭，且存在瞳孔散大固定的特点。部分青光眼睫状体炎综合征患者继发青光眼性视神经损伤，需要与 POAG 鉴别。典型的青光眼睫状体炎综合征发病呈自限性，病情在几天到几周内缓解。此外，青光眼睫状体炎综合征很少双眼发病。青光眼睫状体炎综合征可伴发虹膜异色，需要与异色性虹膜睫状体炎（heterochromic iridocyclitis，HI）加以区别。青光眼睫状体炎综合征的诊断可以通过该病急性发作和复发的特点、对糖皮质激素治疗的反应来确定，FHI 对糖皮质激素治疗无反应。此外，90% 的 HI 患者发生并发性白内障，但青光眼睫状体炎综合征不具有该特征。青光眼睫状体炎综合征和葡萄膜炎继发的青光眼均表现为前葡萄膜炎、高眼压和对局部糖皮质激素治疗敏感。关键在于青光眼睫状体炎综合征表现为轻度虹膜睫状体炎、不伴有虹膜后粘连或周边虹膜前黏膜。若难以用临床症状鉴别，应行血清和房水检测。

4）我们的研究：在青光眼睫状体炎综合征患者的房水中可以找到 CMV，如果能在临床工作中找到新的证据支持青光眼睫状体炎综合征与病毒感染有关，可能会对今后的诊断和治疗有重要意义。为此，我们开展了一系列研究。活体共聚焦显微镜（IVCM）检查是近年来出现的一种新型无创检查技术。它通过对角膜组织的连续共聚焦显微镜扫描，可以直接获得活体角膜各层组织和细胞的图像。目前，广泛应用于病毒性角膜炎、圆锥角膜、角膜变性等角膜疾病的诊断中。它具有高分辨率（1 μm）和高放大率（500 倍）的特点，使在活体上直接观察 KP 及角膜细胞形态成为可能。我们的研究是采用 IVCM 观察青光眼睫状体炎综合征患者角膜组织形态学方面的改变，包括患者角膜基质细胞和角膜内皮细胞形态、KP 及角膜内皮面朗格汉斯细胞（Langerhans cells，LCs）情况（图 9），并与病毒性角膜炎、HLA-B27 相关虹膜睫状体炎、急性闭角型青光眼（primary angle closure glaucoma，PACG）（缓解期）患者进行比较（图 10），发现青光眼睫状体炎综合征患者和病毒性角膜炎患者 IVCM 均可观察到大量 LCs，青光眼睫状体炎综合征患者 IVCM 下的表现，LCs 活化更接近病毒性角膜炎患者。此外，我们的研究还发现，青光眼睫状体炎综合征患者的 KP 不仅仅只有羊脂状 KP 一种形态，而是多种形态。我们的研究观察到了文献报道的 6 种不同形态 KP（图 11），种类全。说明活体共聚焦显微镜的分辨率高，可以观察到个体较小的 KP，也说明青光眼睫状体炎综合征患者不只存在一种形态的 KP。由于 KP 的形态可以随着疾病的病程变化，因此完全有可能在不同患者身上观察到不同类型的 KP。而且，星团样 KP 可能就是纤维素沉着在炎者炎症细胞沉着形成的。所以，也有可能在疾病早期观察到纤维素或炎症细胞沉着形成的形态较小的 KP，深入研究 KP 的形态与变化，有助于理解青光眼睫状体炎综合征的疾病进程。

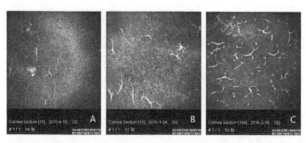

A：1 级，1～5 个树突状细胞；B：2 级，6～20 个树突状细胞；C：3 级，＞20 个树
突状细胞。

图 9　朗格汉斯细胞分级

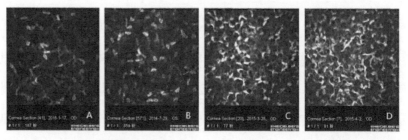

A：0 级，0～25% 角膜基质细胞活化；B：1 级，25%～50% 角膜基质细胞活化；C：
2 级，50%～75% 角膜基质细胞活化；D：3 级，75%～100% 角膜基质细胞活化。

图 10　青光眼睫状体炎综合征患者角膜基质细胞活化分级

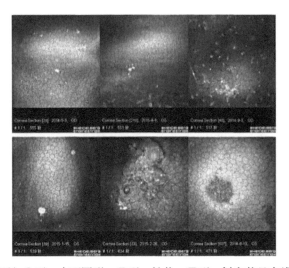

（从左上到右下）Ⅰ型：小而圆形；Ⅱ型：针状；Ⅲ型：树突状且有线样的分枝；Ⅳ型：大而圆形；Ⅴ型：球形且内涵多个大而高反射的圆形内容物并且聚集成簇；Ⅵ型：内皮面空泡。

图 11 六种不同形态的角膜后壁沉着物

5）青光眼睫状体炎综合征的治疗：目前，青光眼睫状体炎综合征的治疗原则主要在于控制炎症和降低眼压，但局部使用糖皮质激素和抗青光眼药物等对症治疗虽然能使青光眼睫状体炎综合征病情迅速缓解，却并不能减少复发。①药物治疗：青光眼睫状体炎综合征最佳的初始方案是抗炎和抗青光眼药物的联合治疗方案。局部使用糖皮质激素（如 1% 醋酸泼尼松龙，每天 4 次），然后快速减量，通常能够控制炎症的发展。但激素敏感患者可能引起潜在的激素性青光眼，从而导致眼压升高，这可能使青光眼睫状体炎综合征的机制复杂化。也可以使用局部非甾体抗炎药（NSAID）如 0.1% 双氯芬酸钠每日 3 次或 4 次，或类似药物来控制炎症。糖皮质激素类药物对大部分青光眼睫状体炎综合征患者有效，而部分对糖皮质激素无反应者前房内可能存在 CMV 感染。青光眼睫状体炎综合征的抗青光眼药物可选择局部 β - 受体阻滞剂和（或）碳酸酐酶抑制剂等降眼压药物，但不建议使用前列腺素类药物。CMV 阳性的青光眼睫状体炎综合征患者还可使用抗病毒药物。一项回顾性研究表明，局部使用和（或）口服更昔洛韦可以控制葡萄膜炎的发病，但该研究样本量太小（15 例），无法比较口服与局部治疗的效果。在一个样本量更大的研究中，CMV 阳性的青光眼睫状体炎综合征患者局部使用 1 个月 2% 更昔洛韦凝胶后，全部患者临床症状消失，体征转阴；但继续局部使用更昔洛韦仍有 36.76% 的 CMV 阳性青光眼睫状体炎综合征患者存在小梁网炎症。如果局部持续使用更昔洛韦，CMV 阳性的青光眼睫状体炎综合征复发率可从 84.61% 降至 57.14%。与局部使用 0.15% 更昔洛韦相比，局部使用 2% 更昔洛韦的 CMV 阳性青光眼睫状体炎综合征复发率更低，对内皮细胞损伤较小，且控制眼压效果更好。一项有关更昔洛韦用药方式对 UG 治疗效果的回顾性研究结果表明，与口服治疗相比，局部治疗的失败率更高（36% 比 9%），复发率较低（80% 比 57%）。由于更昔洛韦只能抑制病毒复制，并不能灭活病毒，所以使用更昔洛韦的患者在停止用药后复发率更高（75%）。因此，使用抗病毒药物成功治疗疾病后，需局部用药并长期维持治疗。但需要注意的是，口服更昔洛韦有白细胞减少的风险，应关注患者的白细胞计数；体外研究结果表明局部给药有致角膜内皮细胞毒性的作用。所以，青光眼睫状体炎综合征明确诊断后推荐局部使用糖皮质激素和降眼药物作为一线治疗，小梁炎症反应严重的患者使用碳酸酐酶抑制剂效果更佳。如果症状没有改善，可以低剂量局部使用抗病毒药物，在疾病控制之后缓慢减量。对于复发患者，应长期口服更昔洛韦。眼压如不能通过药物控制，应考虑手术治疗。②手术治疗：少数青光眼睫状体炎综合征患者的高眼压无法通过药物控制，而不受控的眼压可能导致进行性视神经损伤和视野缺损。在这些情况下需要进行抗青光眼滤过手术。滤过手术不能预防虹膜炎发作和复发，但可以使炎症细胞从前房流出，从而降低葡萄膜炎发作的严重程度。然而，青光眼睫状体炎综合征患者的葡萄膜和结膜中成纤维细胞、淋巴细胞和巨噬细胞数量增加，这会增加因瘢痕形成导致手术失败的风险。Jap等的研究中发现，手术在疾病发作期间降眼压成功率为80%，且术后青光眼睫状体炎综合征的复发率降低。该结果支持炎症细胞经滤过泡流出从而减轻炎症反应的理论。因此，对于眼压失控的青光眼睫状体炎综合征患者可行小梁切除术。术前需用药控制炎症反应，术后应该严密随访。

（4）疑难病例分析

1）治疗案例：保守治疗

患者，男，40 岁。主因"右眼反复发红伴视力下降 2 年"就诊。查体：右眼视力 0.6，眼压 45 mmHg，角膜后壁羊脂状沉着物，前房 Tyn（+）。TORCH 结果提示：CMV ＞ 500。诊断为青光眼睫状体炎综合征，给予更昔洛韦胶囊 1.0g 口服，每日 3 次，加用醋酸泼尼松滴眼液 1 滴，每日 4 次；更昔洛韦眼用凝胶 1 滴，每日 3 次。随病情好转后，逐渐减量停药。目前患者右眼视力 1.0，眼压 15 mmHg，病情平稳。

2）治疗案例：手术治疗

患者，女，28 岁。主因"左眼反复发红伴视力下降 2 年"就诊。查体：左眼视力 0.15，眼压 52 mmHg，角膜后壁羊脂状沉着物（图 12），前房 Tyn（+）。诊断为青光眼睫状体炎综合征，药物治疗 2 周，眼压仍处于失控状态。行非穿透小梁切除术，术后（图 13）检查 TORCH 结果提示：CMV ＞ 500，房水病毒学检测结果提示：CMV（+）。给予更昔洛韦胶囊 1.0g 口服，每日 3 次，加用醋酸泼尼松滴眼液 1 滴，每日 4 次；更昔洛韦眼用凝胶 1 滴，每日 3 次。术后 3 个月，患者左眼视力 0.8，眼压 14 mmHg，病情平稳（图 14）。

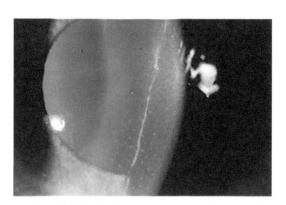

图 12　患者手术前前节照相，可见角膜后壁大量羊脂状沉着物

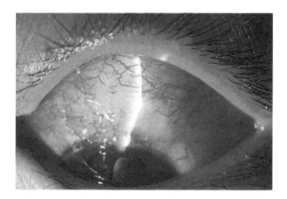

图 13　患者手术后第一天，可见滤过泡膨隆，可调节缝线在位

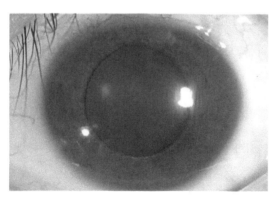

图 14　患者术后 3 个月前节照相，显示大部分角膜后壁沉着物消退，角膜组织清亮

（5）总结

青光眼睫状体炎综合征是一种非肉芽肿性前葡萄膜炎，典型病例为反复发作的单侧眼压升高、发作时房角开放、发作间歇期眼压正常且不伴有虹膜后粘连。该病起病急骤，急剧升高的眼压会引起患者视力下降，伴随眼胀痛、恶心、呕吐等症状，给患者带来极大的痛苦。近来发现了部分青光眼睫状体炎综合征患者继发视神经损伤，所致视神经损伤严重影响了患者的生活质量，成为患盲的原因之一。青光眼睫状体炎综合征的发病与前房微生物感染、血管内皮细胞功能障碍、基因突变、自身免疫等因素有关，CMV 可能是青光眼睫状体炎综合征的最主要病因。青光眼睫状体炎综合征的病因、病程及预后有待进一步研究。

20. 警惕病毒性视网膜炎造成易被误诊且严重不可逆的视力损伤

（1）急性视网膜坏死

急性视网膜坏死首先是由 Urayama 等人在 1971 年报道的。当时他们描述了 6 例不明原因的葡萄膜炎，于是被命名为"Kirisawa 葡萄膜炎"，疾病的特点被描述为眼内炎症、视网膜血管鞘、大片融合的视网膜浸润灶，之后很快发生视网膜脱离，最终视力极差。因为当时此病的病因并不明确，所以也就没有相应的治疗手段。此后还报道过双眼同时发病的情况。1978 年，

Young 和 Bird 描述了 4 例双眼受累的病例，并首次将其命名为急性视网膜坏死综合征（acute retinal necrosis，ARN）。直到 1982 年，Culbertson 等人在 ARN 患者的视网膜中发现了疱疹病毒，才揭示了 ARN 的病因。但视网膜脱离依然是 ARN 的严重并发症，即使有了激光和玻璃体手术，ARN 的预后有些依然很差。

虽然 ARN 首先在日本被报道，但欧洲和北美洲也有广泛报道。ARN 可以发生在任何性别和任何年龄的人群中，男性略多于女性，从儿童、青年到老年人均可发病，主要发生在免疫正常人群中。

1）临床特点

疾病可累及单眼或双眼，但通常单眼起病。接近三分之一的患者在 1 ～ 6 周内会累及对侧眼。起始的症状因人而异，许多患者仅感觉到轻微的眼内漂浮物和视物模糊，但视力下降进展的速度却很快。绝大多数患者会有眼部疼痛、眼红、眼内漂浮物和视物模糊的症状，偶尔可能合并其他部位的疱疹感染，但绝大多数没有全身的症状。

眼科检查初起可能会有前葡萄膜炎的各种表现，包括结膜充血，羊脂状 KP、房闪，但几乎没有前房积脓、瞳孔结节、虹膜后粘连。可能会同时伴有弥漫性巩膜充血。ARN 几乎都伴有玻璃体炎，但玻璃体炎的程度各异，早期可能表现为轻度的玻璃体炎，但随着病情加重，玻璃体炎可能也会加重。玻璃体炎代表了一种细胞免疫反应，浸润的炎症细胞主要是淋巴细胞和浆细胞。视网膜早期的病灶较小，为黄白色片状，随病情发展会逐渐扩大，数量逐渐增多，并且相互融合。通常起病于周边部视网膜，偶尔也会出现在后极部，但并不沿血管分布。病灶一般会进展至大血管弓旁，而不侵犯黄斑区。4～12周之后，病灶开始吸收，表现为视网膜的白色病灶逐渐消退，从外周向中央进行，形成干酪样的外观，并且伴有受累区的色素上皮改变，受累和未受累的视网膜之间形成分明的界限。同时，玻璃体变得越来越混浊，甚至影响眼底的观察。

视网膜血管炎是 ARN 的另外一个重要特征，主要表现为视网膜动脉炎和毛细血管无灌注区形成，静脉较少累及。ARN 也可能伴有视神经病变。在病变早期，视盘可能表现为充血和水肿，但晚期 ARN 的视功能损伤可能由血管阻塞、病毒侵犯视神经引起视神经病变，或造成视网膜脱离。

ARN 的视网膜脱离发生率很高。大约在发病后 2 个月的时间，在周边及坏死变薄的视网膜内，极易因玻璃体牵拉产生裂孔。

1994 年，美国葡萄膜炎学会发表了 ARN 的诊断标准，其中描述了 ARN 可以完全根据特征性的临床特点诊断。ARN 的临床特点包括以下几项：①周边部有一处或多处独立的视网膜坏死灶；②如果不进行抗病毒治疗则疾病进展迅速；③疾病呈周边环形播散；④主要累及动脉的阻塞性血管病变；⑤玻璃体炎和前节炎症明显，还可以同时伴有视神经病变、巩膜炎和疼痛，但不在诊断标准范围之内。

房水或玻璃体的 PCR 检测是一种安全、快速且不良反应很少的检测方法。对于可疑 ARN，为了排除其他伪装综合征时，可进行房水检测，同时在出结果前即可以开始抗病毒治疗。

2）病因及发病机制

ARN 最初被认为是一种自身免疫性疾病。在 1986 年 Culbertson 等人用免疫组化的方法染色发现了水痘 – 带状疱疹病毒，并成功培养出这种病毒。在 Ganatra 等人的研究中，采用 PCR 的方法证实了水痘 – 带状疱疹病毒或单纯疱疹病毒 1 型是 25 岁以上人群中引起 ARN 的主要病原体，而单纯疱疹病毒 2 型是 25 岁以下人群中引起 ARN 的主要病原体，但 ARN 的确切发病机制尚不十分清楚。此外，在 ARN 的发病机制中，遗传易感性也起到了一定的作用。Holland 等人发现了 ARN 和 HLA-DQw7 及表型 Bw62、DR4 之间的关系，提示在这些患者中可能存在对抗原的特异性免疫反应。

3）鉴别诊断

由于早期 ARN 最容易被观察到的体征是前葡萄膜炎，因此如果不进行详细的眼底检查，经常容易误诊。需要和 ARN 相鉴别的疾病包括：内源性眼内炎、真菌性眼内炎、白塞氏病、平坦部炎、弓形虫感染、梅毒、巨细胞视网膜炎、结节病、淋巴瘤和进行性外层视网膜坏死等。因此，以前部葡萄膜炎为表现的疾病，全部应当进行散瞳眼底检查，排除 ARN 或其他疾病。

4）治疗

①抗病毒治疗（主要治疗）：目前，抗病毒治疗依然是 ARN 的最主要治疗手段。确诊 ARN 以后应该立刻开始全身抗病毒治疗，以防止对侧眼发病。开始时最常用的抗病毒给药途径是静脉滴注阿昔洛韦或口服伐昔洛韦。其他的给药方式还包括口服泛昔洛韦、缬更昔洛韦或阿昔洛韦。口服伐昔洛韦的生物利用度可以达到 54% ～ 60%，而口服阿昔洛韦只有 15% ～ 30%，泛昔洛韦可以达到 77%。虽然阿昔洛韦对 CMV 感染的治疗效果没有更昔洛韦和膦甲酸钠好，但它对单纯疱疹病毒和水痘 - 带状疱疹病毒是有效的，而且药物的毒性和不良反应更少。ARN 的患者开始可以给予 10 ～ 14 天的阿昔洛韦 10 mg/kg，每 8 小时 1 次静脉输注。然后改为 800 mg，每日 5 次，口服 6 周。如果病情在应用阿昔洛韦后不能得到有效控制，可以改为更昔洛韦或膦甲酸钠。目前还没有研究直接对比静脉和口服抗病毒药物对 ARN 的治疗效果，但从以往的回顾性研究看，这两种抗病毒方式的作用是差不多的，且对抑制对侧眼发生 ARN 有一定效果。

除全身应用抗病毒药物以外，玻璃体腔注射更昔洛韦或膦甲酸钠对控制眼内病毒也是有效的。玻璃体腔注药联合全身抗病毒药物，对于减轻视力损伤及避免视网膜脱离发生有显著效果。

②其他药物治疗：全身和球周激素治疗可以减轻患者的炎症反应。在静脉应用阿昔洛韦 24 ～ 48 h 后，为了控制免疫反应，还可以口服泼尼松 0.5 ～ 1.0 mg/kg，在玻璃体炎减轻后，激素可以逐渐减量。由于动脉炎可引起广泛的动脉闭塞，还可以进行抗血小板治疗，全身给予阿司匹林或华法林。

③激光治疗（辅助治疗）：在受累的坏死视网膜与相对正常的视网膜之间，用激光进行封闭，可能起到预防视网膜脱离的作用。但严重的玻璃体混浊可能影响激光光凝的实施，目前已有的研究也不能明确激光光凝是否对预防视网膜脱离的发生有作用。

④玻璃体手术（辅助治疗）：视网膜脱离是玻璃体手术的绝对指征。但视网膜脱离的玻璃体手术需要同时进行硅油填充，但硅油下的增生性玻璃体视网膜病变形成，以及后续的抗病毒治疗，目前仍是 ARN 面临的棘手问题。在视网膜脱离前进行早期玻璃体切除术的意义包括能够彻底清除炎性介质、解除玻璃体牵引、对病灶区视网膜更有效的激光光凝、眼内填充物预防视网膜脱离。但根据目前现有的文献，并不能得出早期玻璃体切除对于预防视网膜脱离和保存视力效果更好的结论。

5）预后

ARN 的视力预后通常比较差，约有 48% 的患者在发病 6 个月之后视力小于 20/200。原因主要是严重的眼部并发症，包括继发视网膜脱离、缺血引起的视神经病变或黄斑受累。此外，还可能由于继发性黄斑前膜及低眼压引起。

6）典型病例

患者，女，47 岁，主因"右眼眼前黑影飘动伴视力下降1 个月"就诊。查体：BCVA 右眼 0.3，左眼 1.0。双眼前节照相（图 15）可见右眼角膜后灰白色 KP，房闪（＋），浮游细胞（＋），虹膜后粘连，玻璃体炎（＋＋），视网膜周边部可见环形互相融合的视网膜黄白色病灶；左眼角膜后灰白色 KP，浮游细胞（＋），瞳孔缘可见大量灰白色结节，玻璃体炎（＋），视网膜周边部可见 3 处孤立的片状视网膜混浊病灶，伴动脉旁出血（图16）。右眼房水检测 VZV DNA 载量为 1.91×10^6 copies/mL；左眼房水检测 VZV DNA 载量为 8.92×10^3 copies/mL。

立即口服泛昔洛韦，联合双眼玻璃体腔注射更昔洛韦，3 mg/0.1 mL，每周 1 次。2 周后，右眼玻璃体炎加重，视网膜病灶扩大，B 超未提示视网膜脱离（图 17）。右眼随即进行玻璃体切除术，术中从平坦部切除晶体，连同悬韧带、囊袋和所有睫状体附近的炎性玻璃体，硅油填充，术中见图 18。术后每周一次双眼玻璃体腔注射更昔洛韦，右眼术后 1 周至 1 个月的眼底照片见图 19。右眼术后 1 个月，左眼经过 1 个月玻璃体腔注射更昔洛韦 6 针后，房水 PCR 检测结果：右眼 VZV DNA 载量为 1.71×10^3 copies/mL，左眼房水检测 VZV DNA 载量为

1.37×10^3 copies/mL。左眼眼底照片见图 20。术后 1 个月患者 BCVA 右眼 0.2，左眼 1.0，眼压右眼 13 mmHg，左眼 14 mmHg，前节炎症消退。双眼治疗后的 OCT 结果见图 21。

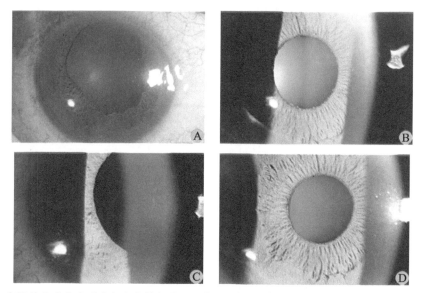

A：右眼前节炎症表现为灰白色的细小 KP，房闪，瞳孔缘灰白色结节，以及虹膜后粘连；B：左眼可见瞳孔缘的灰白色结节；C：右眼玻璃体切除术后前节照相；D：左眼抗病毒药物治疗后 KP、房闪和瞳孔缘结节均消退。

图 15　双眼 ARN 患者前节照相

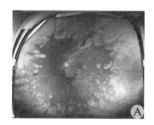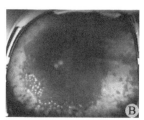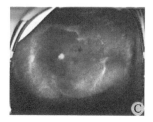

A：首诊时有轻度玻璃体炎，360 度视网膜黄白色病灶起始于周边，相互融合，向后极部进展，同时伴有血管旁出血；B：6 周后玻璃体炎加重，周边病灶开始吸收，部分地区呈现干酪样外观；C：玻璃体手术后，眼内病毒已转阴，遗留周边视网膜色素改变和视神经萎缩，低眼压。

图 16　左眼 ARN

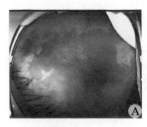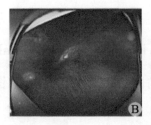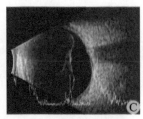

A：右眼玻璃体炎（+++），周边视网膜黄白色病灶相互融合；B：左眼视网膜周边 3 处孤立病灶，伴动脉旁出血；C：B 超显示玻璃体混浊明显，无视网膜脱离。

图 17　双眼 ARN 检查

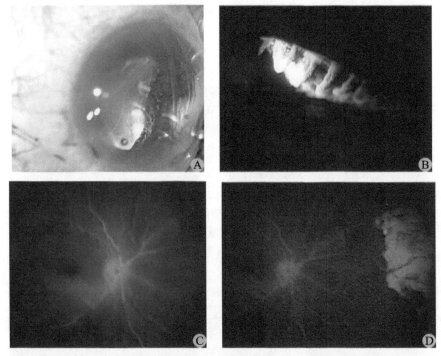

A：术中探及睫状体附近玻璃体夹杂色素颗粒的炎性混浊；B：睫状突之间的炎症物质；C：后极部视网膜可见动脉闭塞、静脉白鞘、视神经色淡、黄斑区视网膜水肿；D：周边部混浊视网膜和后极部视网膜之间的视网膜也完全萎缩坏死，暴露视网膜色素上皮。

图 18　右眼行玻璃体切除术

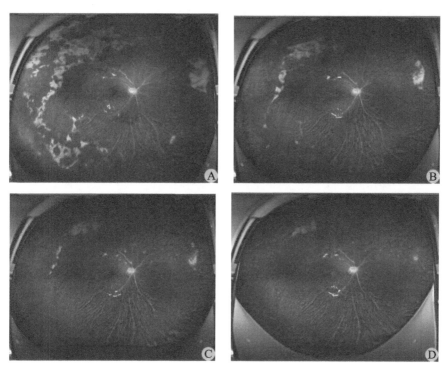

A ~ D：分别为右眼术后1周、2周、3周、4周眼底照相，可见视网膜周边部混浊病
灶逐渐吸收，遗留视网膜黄斑区以外色素紊乱。

图19 术后1周至1个月的眼底照片

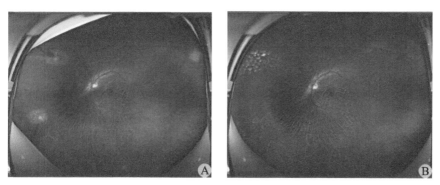

A：左眼发病时眼底照，可见周边部3处孤立的混浊病灶；B：经过抗病毒药物联合玻
璃体腔注药治疗后，周边病灶消退，病灶周围和血管闭塞处激光光凝。

图20 患者术前与术后对比

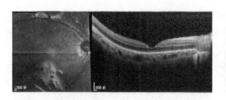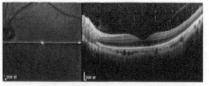

图 21　右眼玻璃体切除术后硅油填充状态下，以及左眼经抗病毒治疗后的 OCT

（2）进行性外层视网膜坏死

1）病因

与急性视网膜坏死（ARN）类似，进行性外层视网膜坏死同样是由水痘 – 带状疱疹病毒或单纯疱疹病毒感染引起，1990 年首先是由 Forster 等人在 2 例人免疫缺陷病毒（HIV）感染者中发现，并将其命名为"进行性外层视网膜坏死"或 PORN。包括一些全身基础病（如白血病骨髓移植术后、HIV 感染），或因自身免疫病正在接受免疫抑制治疗的患者（如系统性红斑狼疮、类风湿关节炎等）。绝大多数的 PORN 由水痘 – 带状疱疹病毒感染引起，部分是由单纯疱疹病毒的感染引起，对于 CMV 是否能引起 PORN，仍存在争议。

2）临床表现与诊断

与典型的 ARN 相比，PORN 几乎没有血管炎发生，且玻璃体炎也非常轻微，但视网膜坏死的速度极其迅猛，出现片状脉络膜和深层视网膜病灶，且持续不断进展，早期即可累及后极部，直到晚期遗留大面积视网膜萎缩、坏死和视神经萎缩。

因此，对于任何一种病毒性坏死性视网膜炎来说，建立一套快速有效的诊疗流程，对于此类患者的迅速救治是至关重要的。如果因为诊断和治疗的延误，导致患者更大范围的视网膜受累，或蔓延至黄斑区，甚至造成视网膜脱离，将对患者的视力造成不可逆的损伤。对所有临床表现为坏死性视网膜炎的患者，或眼底表现不典型、需要与原发病或并发症相鉴别的患者，也同样需要进行房水的 PCR 检测。Engstrom 等人在 1994 年回顾了 38 例 HIV 患者 65 只眼发生 PORN 的临床特点，总结的临床诊断标准如下：多灶性视网膜深层混浊不伴有颗粒状边缘、病灶之间可相互融合；病灶起始于周边部但可伴有或不伴有后极部受累；进展极其迅速；没有血管炎；眼内炎症反应非常轻微。由于患者均伴随免疫抑制状态，因此抗病毒药物治疗的效果很差，视力预后极差。由于外层视网膜光感受器坏死，约有三分之二的患者会丧失光感。这也是迄今为止病例数最多、最详尽的一篇关于 PORN 的文献报道，但它的局限之处在于当时文献发表的年代只有全身应用抗病毒药物的治疗手段，而尚未进行玻璃体腔内抗病毒药物治疗，且手术技术也与目前有差距。

绝大多数的研究表明，PORN 的病原体为 VZV，在 PORN 的视网膜活检组织中可分离出 VZV，在外层视网膜中用免疫组化的方法可观察到 VZV 抗原，在眼内液（房水或玻璃体中）可检测出 VZV DNA。但也有个别研究显示 HSV 也可能是 PORN 的致病原因。

3）鉴别诊断

尽管 PORN 与 ARN 同为疱疹病毒感染引起，但二者的临床表现和发病过程仍存在差异，二者的鉴别诊断在表 4 中详细列出，最重要的不同在于 PORN 的视网膜病变累及的主要部位为深层视网膜，而 ARN 则累及全层视网膜；后极部视网膜受累在 PORN 更为常见。PORN 的前节炎症和玻璃体炎不明显，而 ARN 则会表现为明显的前节炎症和严重的玻璃体炎。此外，PORN 的进展极为迅速，而 ARN 在进行了眼内抗病毒治疗后，通常感染可被有效控制。

表 4　PORN 和 ARN 的诊断与鉴别

进行性外层视网膜坏死	急性视网膜坏死
多灶性视网膜病变表现为视网膜混浊，但没有颗粒状边缘；混浊病灶之间可相互融合	一处或多处边界互不相连的全层视网膜坏死
病灶位于周边视网膜，可以累及或不累及黄斑	病灶位于周边部视网膜
病灶进展极其迅速	病灶进展迅速
疾病播散没有一致性方向	疾病围绕周边部呈环形播散
没有血管炎的表现	动脉受累，有阻塞性血管炎
极少或没有眼内炎症表现	前节炎症和玻璃体炎明显
支持诊断的特点，但不必须：	支持诊断的特点，但不必须：
视网膜混浊在静脉旁有空隔区	视神经病变 / 视神经萎缩
	巩膜炎
	疼痛

PORN 的视网膜可表现为全层视网膜坏死与部分视网膜组织

残留相混合的状态，完全坏死区甚至仅可见大血管的残留，同时视网膜色素上皮层也可完全破坏消失。在组织病理学上，ARN的炎症浸润主要位于前节、睫状体、脉络膜和视神经，而PORN的破坏主要集中在外层视网膜，脉络膜毛细血管层甚至全层可被淋巴细胞浸润。

除ARN以外，PORN和CMV性视网膜炎的临床表现也不尽相同，其中包括：PORN为多灶性视网膜炎病灶，缺乏颗粒状边缘，缺乏广泛视网膜出血，且进展极其迅速。因此，PORN是与ARN或CMV性视网膜炎具有不同临床特点的一类独立疾病。

4）治疗

对于PORN的治疗，临床上很难制定最佳的治疗方案，需要针对具体病例的病变进展速度、对抗病毒药物的反应和耐受程度、视网膜脱离的程度及患者的全身状况而定。主要包括以下3种方案。

①药物治疗：在这种疾病刚被认识的早期，治疗通常采取的是静脉应用抗病毒药物，但治疗效果非常不理想，约三分之二的患者在4周内视力发展为无光感。进入到玻璃体腔内抗病毒药物的时代后，PORN的预后有了一定改善。对于PORN的药物治疗，可能需要尽早、足量，以及更加积极的玻璃体腔抗病毒治疗和全身抗病毒治疗。玻璃体腔抗病毒治疗的方案可以选取注射更昔洛韦（2 mg/0.1 mL）联合膦甲酸钠（2.4 mg/0.1 mL）3次／周

的诱导剂量，持续 2 周，后改为每周 1 次继续注射，直到视网膜炎得到有效控制且病毒载量转阴。如果血象耐受，全身抗病毒治疗可采用高剂量抗病毒双重静脉注射（更昔洛韦诱导剂量维持 3 周或膦甲酸钠诱导剂量维持 2 周），随后维持抗病毒治疗（诱导剂量口服缬更昔洛韦和静脉滴注膦甲酸钠）直至完全愈合，然后口服缬更昔洛韦或伐昔洛韦继续维持一段时间。如合并粒细胞减少、贫血、血小板减少，无法耐受全身更昔洛韦治疗者，可以应用全身不良反应较少的阿昔洛韦，在大剂量应用时，也可较好地耐受，推荐剂量为 10 mg/kg，每日 3 次静脉注射。在近年来的文献报道中，早期、积极的玻璃体腔药物注射联合全身抗病毒药物的使用，对于早期病例能起到有效保存一定视功能的作用。

②激光治疗：激光光凝可有效预防 ARN 引起的视网膜脱离，但对 PORN 来说这种作用并不明显，因为绝大多数 PORN 均会发生视网膜脱离，或在首诊时病变可能已经累及后极部。

③手术治疗：在充分联合应用玻璃体腔抗病毒药物和全身抗病毒药物的情况下，如视网膜病变仍迅速进展，威胁到后极部视网膜，视网膜脱离范围较大，则需要尽早进行玻璃体切除联合硅油填充。硅油填充状态下注射抗病毒药物，对于病毒性视网膜炎的药代动力学研究尚十分有限。根据经验，一般采取半量注射、联合用药的方案，即膦甲酸钠（1.2 mg/0.1 mL）联合更昔洛韦（2 mg/0.1 mL）玻璃体腔硅油下注射，可以对已发生视网膜脱离

且进行了玻璃体切除手术的 PORN 和 ARN，有较好的抑制病毒复制、控制视网膜炎进展的作用，且未发现明显的视网膜毒性。一般可以采取 2 周的诱导治疗方案，即每周注射 2 次，然后改为每周注射 1 次。由于药物不能渗透入硅油，而是在视网膜表面形成一层液膜，因此过高的药物浓度和更为频繁的注射次数可能存在潜在的视网膜毒性。玻璃体切除联合硅油填充可能具有潜在的抑制病毒性视网膜炎病灶活动的作用，因此硅油和抗病毒药物可能起到协同的抗病毒作用，但目前相关文献和研究较少，PORN 的药物治疗方法和手术时机选择仍需进一步研究和探讨。

5）典型病例

患者，女，16 岁。急性髓系白血病行骨髓移植术后 6 个月，目前因肠道排斥反应，应用激素 40 mg 每日静脉输液，口服西罗莫司和吗替麦考酚酯，曾检测出巨细胞病毒血症，但口服抗病毒药物后血浆病毒转阴。患者最近 1 个月出现双眼视力下降，首诊时最佳矫正视力双眼 0.3，双眼 KP（−），浮游细胞（−），房闪（−），晶体透明，玻璃体有 1+ 细胞，无明显炎性混浊，眼底检查可见双眼周边部视网膜萎缩变薄，RPE 色素脱失，病灶累及后极部，后极部的病灶表现为环形分布，呈片状视网膜炎病灶，被静脉分隔，在静脉旁有空隔区，部分病灶已累及黄斑区。房水 PCR 检测（图 22、图 23）结果为右眼 CMV DNA 阴性，VZV DNA 阳性（2.34×10^4 copies/ mL），左眼 CMV DNA 阴性，VZV DNA

阳性（5.71×10^3 copies/ mL）。双眼立即给予更昔洛韦 3 mg/0.1 mL 注射 1 次，3 天后患者视力下降至 HM。立即再次给予膦甲酸钠（1.2 mg/0.1 mL）联合更昔洛韦（2 mg/0.1 mL）玻璃体腔联合注射，每周 3 次，连续注射一周后病变有所减轻，BCVA 右眼 0.02，左眼 0.1。但一周后视力突然下降至双眼 HM，黄斑区脱离明显，于是立即采取双眼玻璃体切除手术治疗。术中发现全周周边视网膜已发生全层坏死，仅剩余视网膜大血管，同时伴有色素上皮的破坏，黄斑区视网膜混浊、变薄。玻璃体手术（图 24）时取玻璃体原液复测 VZV 病毒载量，结果提示病毒仍有很高载量，右眼 2.01×10^4 copies/ mL，左眼 3.04×10^4 copies/ mL。术后 1 周再次复查房水中病毒载量，双眼均转阴。患者术后 1 个月 BCVA 双眼 HM，眼压正常。

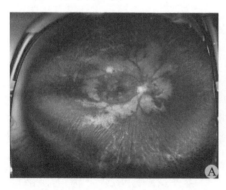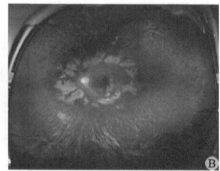

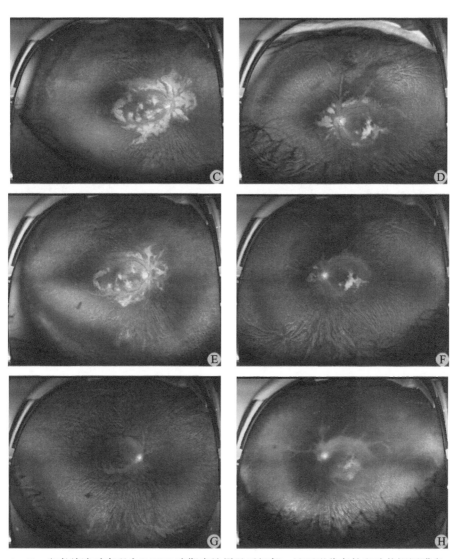

A、B：患者首诊时表现为 PORN 晚期病灶累及后极部，呈环形分布的斑片状视网膜炎，BCVA 双眼 0.3；C、D：首诊后第 5 天，BCVA 下降至双眼手动，后极部环形病灶面积有所缩小，但黄斑区受累更加明显；E、F：首诊后第 9 天，BCVA 右眼 0.02，左眼 0.05，后极部环形病灶面积继续缩小，右眼黄斑区病灶趋于融合；G、H：首诊后第 16 天，BCVA 继续下降至双眼 HM，右眼黄斑区视网膜破坏明显，左眼后极部视网膜混浊、脱离。

图 22　患者首诊检查

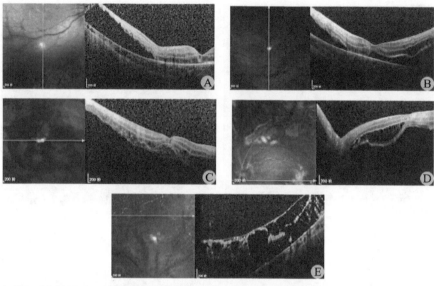

表现为下血管弓以下的视网膜外层破坏，同时伴有视网膜脱离（A：右眼；B：左眼）。
首诊后 5 天 OCT 表现为黄斑区视网膜明显脱离，上方视网膜全层坏死，极其菲薄（C：
右眼；D：左眼；E：右眼上方视网膜）。

图 23　首诊 OCT 检查

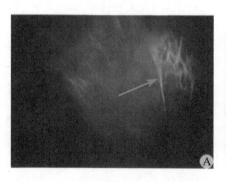

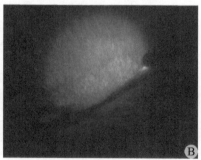

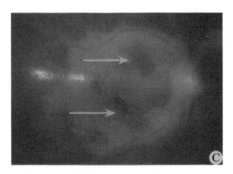

A：周边部视网膜全层萎缩，仅可见视网膜血管（橙色箭头）；B：视网膜下 RPE 层萎缩、色素脱失；C：黄斑区视网膜混浊，部分地区表现为全层坏死（蓝色箭头）。

图 24　玻璃体手术

（3）巨细胞病毒性视网膜炎

巨细胞病毒（CMV）是一种疱疹病毒类的双链 DNA 病毒。许多人因为曾经有过既往 CMV 感染而存在 CMV 抗体。但 CMV 性视网膜炎只在免疫抑制人群中出现，是免疫抑制人群中最常见的机会感染，可引起视力不可逆的丧失。器官移植、骨髓移植和患艾滋病者是常发生 CMV 性视网膜炎的人群，CMV 性视网膜炎也是艾滋病患者眼部并发症中最常见的一类。病毒可能通过血液到达眼内，也可能是潜伏感染的再次活化。它是一种全层的视网膜感染，可以引起视网膜坏死、裂孔和脱离。

1）临床表现

CMV 性视网膜炎最早期可能表现为一片小的棉絮斑样的视网膜浸润灶，或血管旁的一小片出血（图 25）。

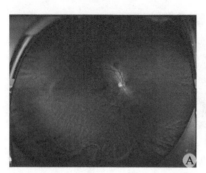
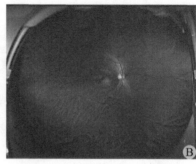

A：在抗病毒治疗过程中，在广角眼底照相上右眼颞侧上血管弓以外、距离视盘 2 PD 处有一片大小为 1 PD 的出血；B：经房水 PCR 检测发现 CMV DNA 载量为 2.02×10^2 copies/mL，经 2 次玻璃体腔注射更昔洛韦后，CMV DNA 转阴，眼底照相上出血完全吸收。

图 25　27 岁男性患者左眼确诊为 CMV 性视网膜炎

CMV 性视网膜炎的视力损伤可以出现在早期，或在发展过程中逐渐出现。如果病灶开始时就直接破坏黄斑区视网膜，则患者会有明显的中心视力下降；如果病灶累及视神经，即使视网膜炎病灶并不十分严重，也会出现因视神经视网膜炎导致的视力下降；或者虽然病灶未累及黄斑区，但开始时出现明显的黄斑水肿，患者也可能出现中心视力下降，而这种视力下降会随着病毒被抑制和局部激素的抗感染治疗而恢复；如果病灶开始时累及周边部，则患者可能没有任何症状，或者仅表现为眼前漂浮物（图 26）。

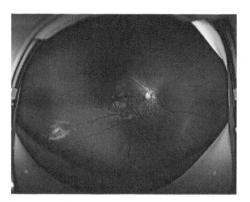

右眼视力 1.0，无任何症状，常规筛查时 Optos 眼底照相发现右眼颞下方周边部血管旁
一处 3 区视网膜混浊和出血 CMV 病灶。

图 26　10 岁白血病患儿骨髓移植后 4 个月

　　CMV 性视网膜炎的分型：①爆发型，黄白色视网膜混浊病
灶中伴有出血性坏死，血管可以中心分布（图 27）。②颗粒型，
多起始于周边视网膜，很少表现为出血和坏死（图 28）。③血
管旁型，典型的霜枝样血管炎，血管旁有白色病灶。有些病例
在活动性视网膜病灶完全瘢痕化以后，血管炎却长期持续存在
（图 29、图 30）。

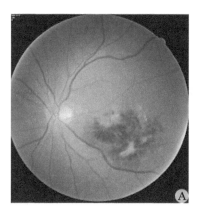
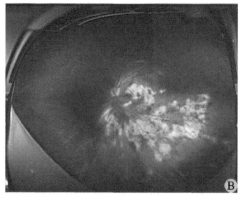

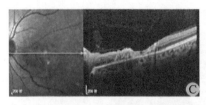
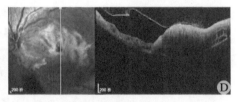

A：56 岁白血病患者（患者 1）骨髓移植后左眼出现累及黄斑区的血管旁浸润及出血；B：该患者的 OCT 显示黄斑区全层视网膜坏死；C：13 岁白血病患者（患者 2）骨髓移植后左眼出现黄斑区和颞下方血管弓旁出血和混浊病灶，伴有广泛血管炎；D：该患者的 OCT 显示黄斑区全层视网膜坏死及水肿。

图 27　爆发型 CMV 性视网膜炎

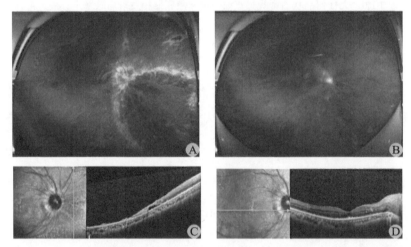

A：30 岁白血病患者骨髓移植后右眼出现鼻下方的视网膜炎病灶，伴有出血和颗粒状边缘，累及视盘，伴有黄斑水肿和渗出；B：OCT 显示视盘鼻下方视网膜全层视网膜坏死；C：该患者经治疗后病灶稳定，边缘混浊消退；D：抗病毒治疗后黄斑水肿消退。

图 28　颗粒型 CMV 性视网膜炎

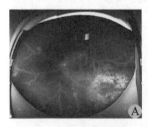
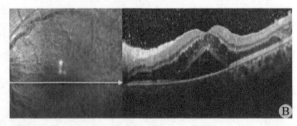

A：19 岁白血病患者左眼出现颞下方的视网膜炎病灶，伴有出血和颗粒状边缘，同时伴有弥漫的霜枝样血管炎；B：OCT 显示黄斑水肿及视网膜下液。

图 29　骨髓移植后视网膜血管炎

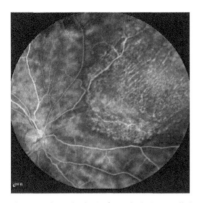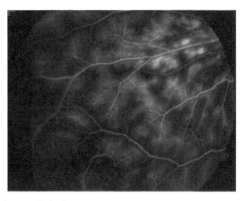

4岁白血病患者右眼鼻上方的视网膜炎病灶已完全瘢痕化，整个眼底仍表现为弥漫的毛细血管渗漏。

图30　骨髓移植后眼底检查

一般来说，CMV性视网膜炎的病灶进展和扩大长较为缓慢，每周以250 μm的速度扩张，因此在眼底表现为颗粒状的边缘（代表病毒活动的新病灶）与开始萎缩的色素性病灶共存。这也是CMV视网膜炎与ARN的一个非常不同的特点（表5），ARN的病灶通常进展迅速，不会出现中心萎缩、边缘进展的外观，且ARN的玻璃体炎通常明显比CMV性视网膜炎严重。

CMV性视网膜炎病灶的进展，通常有两种方式：①新病灶在原有病灶以外的地方又出现；②旧病灶边缘扩大，累及原本正常的视网膜。第二种方式在临床更为多见。因此，评价一处CMV性视网膜炎病灶是否活动和具有进展性，需要对其边缘进行评价，而不是视网膜炎病灶的中心。

表5 CMV 与 ARN 的区别

	CMV	ARN
常见人群	免疫缺陷、AIDS、白血病、淋巴瘤、免疫抑制	免疫正常或免疫抑制
部位	主要在后极部沿血管分布，在周边部呈颗粒状外观	孤立地累及周边部，后期360度相互融合，晚期可累及后极部
外观	伴有较多出血，呈"比萨饼"或"番茄奶酪"样外观	可有出血，但不严重
玻璃体炎	玻璃体炎不重	玻璃体炎重
表现	主要表现为静脉炎，霜枝样血管炎可累及动静脉，有严重视网膜萎缩和瘢痕时动脉可变窄	动脉受累严重，FA上动脉阻塞
用药	治疗选择缬更昔洛韦/更昔洛韦	治疗选择阿昔洛韦/伐昔洛韦

CMV 性视网膜炎常伴有不同程度的前葡萄膜炎和玻璃体炎。前节炎症和玻璃体炎的程度与视网膜炎病灶不一定有直接关系，而可能和个体的免疫状态关系更加密切。有些没有或仅表现为极其轻微的前节炎症和玻璃体炎（图31），而有些前节炎症和玻璃体炎却比较明显，也有的在开始诊断时并没有明显的葡萄膜炎，而在治疗过程中葡萄膜炎逐渐加重。

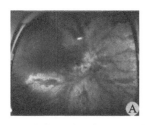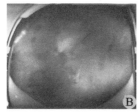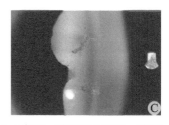

A：患者一眼底大面积活动性视网膜炎病灶，累及超过 3 个象限，范围从后极部一直到周边部，房水检测 CMV DNA 载量为 1.73 × 10^5 copies/mL，但没有明显的前节和玻璃体炎症；B、C：患者二仅见鼻上方局部活动性视网膜炎病灶，但前节可见明显的细小尘状 KP，以及前房漂浮物，同时虹膜后粘连呈花瓣状。

图 31　活动性视网膜炎病灶特点

2）诊断

CMV 性视网膜炎的诊断以往主要根据特征性的眼底表现，但目前还可以在前房穿刺后通过 PCR（聚合酶链反应）检测房水内的 CMV DNA 载量，不仅可以定性地诊断是否具有 CMV 感染，还可以定量地获得 CMV 拷贝数的信息。

3）治疗

随着高效抗逆转录病毒治疗（highly active anti-retroviral therapy，HAART）的推广，艾滋病患者的免疫状态有了明显改善，CMV 性视网膜炎的发生率明显下降，进展也更为缓慢。HAART 治疗可以减少 HIV 病毒的复制，增加 CD^{4+} 细胞数量，降低死亡率。

美国食品药品监督管理局（food and drug administration，FDA）获批的治疗 CMV 性视网膜炎的抗病毒药物包括：更昔洛韦及其衍生物、膦甲酸钠、西多福韦和福米韦生。除此之外，还有更昔洛韦缓释植入物。

更昔洛韦是 FDA 批准的第一个治疗 CMV 性视网膜炎的药物。阿昔洛韦对 CMV 的治疗效果不好。更昔洛韦在细胞内可以三磷酸化，从而抑制病毒 DNA 聚合酶，对于 90% 以上的患者 5 mg/kg 的剂量每日 2 次静脉输注，连续 14 天可以控制 CMV 的进展。但需要注意的一点是，由于更昔洛韦只是抑制病毒生长，可能会发生病毒复发的情况，除非患者的免疫抑制状态能从根本上改变。免疫抑制患者 CMV 感染的治疗方案通常为更昔洛韦诱导期静脉输注剂量 5 mg/kg，每日 2 次，连续 14 ～ 21 天，然后改为维持剂量 5 mg/kg，每日 1 次。更昔洛韦治疗的主要不良反应是白细胞减少，应将白细胞总数维持在 500 个 /μL 以上。

膦甲酸钠是 FDA 获批的第二个治疗 CMV 性视网膜炎的药物。它抑制病毒 DNA 聚合酶的方式与更昔洛韦不同。CMV 感染的治疗方案通常为膦甲酸钠诱导期静脉输注剂量 60 mg/kg，每日 3 次，或 90 mg/kg，每日 2 次，连续 14 ～ 21 天，然后改为维持剂量 90 ～ 120 mg/kg，每日 1 次。膦甲酸钠对骨髓抑制的不良反应要小于更昔洛韦，但具有潜在的肾毒性，可能导致电解质水平的紊乱。

西多福韦也是 FDA 批准的治疗 CMV 性视网膜炎的药物，是一种胞嘧啶来源的核苷类似物，具有较长的半衰期。治疗剂量为诱导期静脉输注剂量 5 mg/kg，每周 1 次，连续 2 周，维持剂量为 3 ～ 5 mg/kg，隔周 1 次。西多福韦最主要的不良反应是肾毒性，因此不宜与膦甲酸钠合用。被批准使用的玻璃体腔注射用抗病毒药物有两种：福米韦生和更昔洛韦缓释植入物。福米韦生是一种反义寡核苷酸药物，但目前已停产。

局部玻璃体腔内注射更昔洛韦治疗 CMV 性视网膜炎的作用是十分明确的，但不能治疗全身 CMV 感染，也不能预防对侧眼发生 CMV 感染。局部注射联合口服更昔洛韦可以替代全身静脉输注治疗。一项随机对照的临床试验显示每天口服 1 次更昔洛韦与每天 3 次相比，对于器官移植的患者耐受性更好。缬更昔洛韦是更昔洛韦的前体药物，可大大减小更昔洛韦的毒性。对于刚确诊的 CMV 性视网膜炎推荐剂量是每日 2 次，每次 900 mg，持续 2～3 周后改为每日 1 次，每次 900 mg。口服缬更昔洛韦比更昔洛韦的生物利用度更高，且无须静脉给药。如果血红蛋白低于 80 g/L、白细胞计数低于 500 个 /μL、血小板低于 25000 个 /μL，则应停药（表 6）。

对于艾滋病患者来说，HAART 治疗改善了他们的免疫抑制状态，如果 CD^{4+} 细胞持续稳定在 100 个 /μL 以上，则不再需要持续的抗病毒治疗，但仍然需要持续监测患者的免疫状态。如果 CD^{4+} 细胞低于 50 个 /μL 以上，则应考虑重新启动抗 CMV 治疗或更频繁地监测 CMV 感染迹象。

诊断 CMV 性视网膜炎时，病灶越接近视盘和黄斑区，则应越早开始玻璃体腔注射更昔洛韦或植入更昔洛韦缓释胶囊，如果病变靠近周边部，也可以全身应用抗病毒药物并且严密监测治疗策略。

玻璃体腔注射的剂量通常为更昔洛韦 2 mg/0.1 mL 或膦甲酸钠 1.2 ～ 2.4 mg/0.1 mL。注射次数和注射频率需要根据病灶的临床特点和对治疗的反应个体化进行，通常玻璃体腔注射的频率为每周一次，但如果病灶面积很大，存在威胁视力的可能，则开始时需要每周注射 2 次的诱导治疗，待病情稳定后改为每周 1 次的维持治疗。

表 6　抗病毒药物治疗用法用量

药物	诱导剂量	维持剂量	毒性
缬更昔洛韦	900 mg 口服，每日 2 次，2 ～ 3 周	900 mg，每日 1 次	骨髓抑制
更昔洛韦	5 mg/kg 静脉输注，每日 2 次，14 至 21 天	5 mg/kg 静脉输注，每日 1 次，	骨髓抑制
膦甲酸钠	90 mg/kg 静脉输注，每日 2 次，14 ～ 21 天	90 ～ 120 mg/kg，静脉输注，每日 1 次	肾毒性、电解质紊乱、癫痫
西多福韦	5 mg/kg 静脉输注，每周 1 次，14 天	5 mg/kg，静脉输注，隔周 1 次	低眼压、前葡萄膜炎、肾毒性（同时给予生理盐水和丙磺舒）

4）并发症

视网膜脱离：视网膜炎病灶累及周边部的范围越大，越容易发生视网膜脱离。特别是一只眼发生视网膜脱离，对侧眼发生视网膜脱离的概率增加（图 32、图 33）。

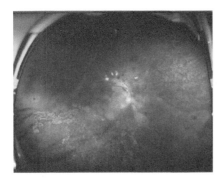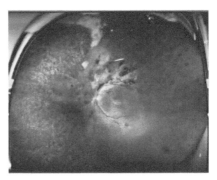

在抗病毒治疗后已经萎缩和瘢痕化，3 个月后在视盘周围，特别是上血管弓旁，出现新的视网膜炎病灶，同时双眼颞侧出现圆孔和下方视网膜脱离。

图 32 患者双眼原有的鼻侧视网膜病灶

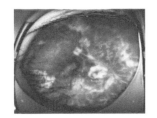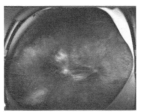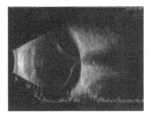

诊断为右眼 CMV 性视网膜炎，经玻璃体腔抗病毒治疗后病灶稳定，但视网膜脱离呈现漏斗型。

图 33 4 岁的白血病患儿骨髓移植后 6 个月

免疫重建葡萄膜炎（immune recovery uveitis，IRU）：尽管 HAART 治疗可以显著改善 CMV 性视网膜炎的病程，但也会明显增加 CMV 性视网膜炎患者的玻璃体炎。IRU 除了玻璃体炎以外，还包括前葡萄膜炎、后囊下白内障、黄斑水肿、黄斑前膜和视盘水肿等表现。IRU 的发生机制尚不十分清楚，但显然是与病毒感染相关的。但有些 IRU 在抗病毒治疗过程中逐渐加重，也有些则逐渐减轻。可能与视网膜坏死造成的血视网膜屏障破坏程度有关，也可能与患者自身免疫程度有关。在治疗 CMV 性视网膜炎的同时可能需要针对 IRU 进行治疗。对于前葡萄膜炎可以采用局部激素点眼，对于减轻玻璃体炎和黄斑水肿可以采用球周注射曲安奈德和短效激素。也有研究采用玻璃体腔内注射曲安奈德，但对于免疫抑制人群可能有感染和引起病毒复发的风险，所以球内注射激素应谨慎。

5）预防与筛查

由于有些 CMV 性视网膜炎病灶开始时仅累及周边部，患者可能没有任何症状，因此对于免疫抑制人群定期进行筛查是非常有意义的。对于 CD_4^+T 淋巴细胞计数＜ 200 个 /μL，特别是＜ 100 个 /μL 者，应该每 3 个月进行一次散瞳眼底检查，或超广角眼底照相检查。器官移植或骨髓移植术后患者在接受移植后，应在全身情况允许的情况下，尽早进行眼底检查，有利于发现早期病灶，避免不可逆的视力损伤。

6）随访

根据具体的全身用药情况，需要对患者进行血常规、生化指标，以及眼压的监测。在开始治疗的早期，至少需要每周对患者进行矫正视力和散瞳眼底检查，病灶趋于稳定后，可延长到每

2 周检查一次，病灶完全稳定之后，可每个月检查一次，至少要持续到移植术后 1 年以上或停用全部免疫抑制治疗后 CD4+ 淋巴细胞数量基本恢复正常。器官移植后因长期服用免疫抑制药物，CMV 性视网膜炎可在移植 10 余年后发生。

随访时可以通过 Optos 超广角眼底照相，仔细比较和检测病灶的变化和治疗效果，以及是否存在新发或复发病灶。Optos 超广角眼底照相可以观察到 200 度范围内的全部眼底，对于位于极周边的或微小病灶也能清晰呈现（图 34）。

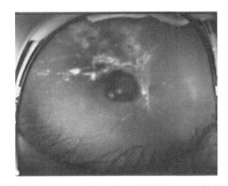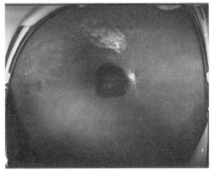

近期出现右眼视力下降，诊断为 CMV 性视网膜炎，经玻璃体腔注射更昔洛韦后，病灶瘢痕化。

图 34　患者肾移植术后 15 年且长期服用抗排异药物

参考文献

1. HILLENAAR T, WEENEN C, WUBBELS R J, et al. Endothelial involvement in herpes simplex virus keratitis: an in vivo confocal microscopy study. Ophthalmology, 2009, 116 (11): 2077-2086. e2071- e2072.

2. WENSING B, RELVAS L M, CASPERS L E, et al. Comparison of rubella virus- and herpes virus-associated anterior uveitis: clinical manifestations and visual prognosis. Ophthalmology, 2011, 118 (10): 1905-1910.

3. ANDO K, ISHIHARA M, KUSUMOTO Y, et al. A case of corneal endotheliitis with mumps virus RNA in aqueous humor detected by rt-PCR. Ocul Immunol Inflamm, 2013, 21 (2): 150-152.

4. LIM D H, KIM J, LEE J H, et al. A case of corneal endothelial dysfunction due to coxsackievirus A24 corneal endotheliitis after cataract surgery. Cornea, 2014, 33 (5): 533-535.

5. ZHANG S, XIAO G, PENG R M, et al. Clinical consequences of herpes simplex virus DNA in donor corneas: Different prognosis and management of endothelial keratoplasty and deep anterior lamellar keratoplasty. J Clin Virol, 2020, 129: 104508.

6. HIGAKI S, FUKUDA M, SHIMOMURA Y. Virological and molecular biological evidence supporting herpes simplex virus type 1 corneal latency. Jpn J Ophthalmol, 2015, 59 (2): 131-134.

7. HOSOGAI M, SHIMA N, NAKATANI Y, et al. Analysis of human cytomegalovirus replication in primary cultured human corneal endothelial cells. Br J Ophthalmol, 2015, 99 (11): 1583-1590.

8. HERPETIC EYE DISEASE STUDY GROUP. Psychological stress and other potential triggers for recurrences of herpes simplex virus eye infections. Arch Ophthalmol, 2000, 118 (12): 1617-1625.

9. KOIZUMI N, INATOMI T, SUZUKI T, et al. Clinical features and

management of cytomegalovirus corneal endotheliitis: analysis of 106 cases from the Japan corneal endotheliitis study. Br J Ophthalmol, 2015, 99 (1): 54-58.

10. ANSHU A, CHEE S P, MEHTA J S, et al. Cytomegalovirus endotheliitis in Descemet's stripping endothelial keratoplasty. Ophthalmology, 2009, 116 (4): 624-630.

11. ZAREI-GHANAVATI S, ALIZADEH R, YOO S H. Herpes Simplex Virus Endotheliitis following Descemet's Membrane Endothelial Keratoplasty. J Ophthalmic Vis Res, 2015, 10 (2): 184-186.

12. KOBAYASHI A, YOKOGAWA H, HIGASHIDE T, et al. Clinical significance of owl eye morphologic features by in vivo laser confocal microscopy in patients with cytomegalovirus corneal endotheliitis. Am J Ophthalmol, 2012, 153 (3): 445-453.

13. YOKOGAWA H, KOBAYASHI A, SUGIYAMA K. Mapping owl's eye cells of patients with cytomegalovirus corneal endotheliitis using in vivo laser confocal microscopy. Jpn J Ophthalmol, 2013, 57 (1): 80-84.

14. PENG R M, GUO Y X, XIAO G G, et al. Characteristics of Corneal Endotheliitis among Different Viruses by in Vivo Confocal Microscopy. Ocul Immunol Inflamm, 2019: 1-9.

15. KANDORI M, INOUE T, TAKAMATSU F, et al. Prevalence and features of keratitis with quantitative polymerase chain reaction positive for cytomegalovirus. Ophthalmology, 2010, 117 (2): 216-222.

16. DE GROOT-MIJNES J D F, ROTHOVA A, VAN LOON A M, et al. Polymerase chain reaction and Goldmann-Witmer coefficient analysis are complimentary

中国医学临床百家

for the diagnosis of infectious uveitis. Am J Ophthalmol, 2006, 141 (2): 313-318.

17. YU T, PENG R M, XIAO G G, et al. Clinical Evaluation of Intravitreal Injection of Ganciclovir in Refractory Corneal Endotheliitis. Ocul Immunol Inflamm, 2020, 28 (2): 270-280.

18. ANG M, SNG C C A, CHEE S P, et al. Outcomes of corneal transplantation for irreversible corneal decompensation secondary to corneal endotheliitis in Asian eyes. Am J Ophthalmol, 2013, 156 (2): 260-266. e262.

19. LÓPEZ E F, CHAN E. Descemet Stripping Automated Endothelial Keratoplasty Outcomes in Patients With Cytomegalovirus Endotheliitis. Cornea, 2017, 36 (1): 108-112.

20. POSNER A, SCHLOSSMAN A. Syndrome of unilateral recurrent attacks of glaucoma with cyclitic symptoms. Arch Ophthal, 1948, 39 (4): 517-535.

21. JAP A, SIVAKUMAR M, CHEE S P. Is Posner Schlossman syndrome benign? Ophthalmology, 2001, 108 (5): 913-918.

22. SHAZLY T A, ALJAJEH M, LATINA M A. Posner-Schlossman glaucomatocyclitic crisis. Semin Ophthalmol, 2011, 26 (4-5): 282-284.

23. YAMAMOTO S, PAVAN-LANGSTON D, TADA R, et al. Possible role of herpes simplex virus in the origin of Posner-Schlossman syndrome. Am J Ophthalmol, 1995, 119 (6): 796-798.

24. CHOI C Y, KIM M S, KIM J M, et al. Association between Helicobacter pylori infection and Posner-Schlossman syndrome. Eye (Lond), 2010, 24 (1): 64-69.

25. CHEE S P, BACSAL K, JAP A, et al. Clinical features of cytomegalovirus anterior uveitis in immunocompetent patients. Am J Ophthalmol, 2008, 145 (5): 834-840.

26. CHEE S P, JAP A. Presumed fuchs heterochromic iridocyclitis and Posner-Schlossman syndrome: comparison of cytomegalovirus-positive and negative eyes. Am J Ophthalmol, 2008, 146 (6): 883-889. e881.

27. HEDAYATFAR A, CHEE S P. Posner-Schlossman syndrome associated with cytomegalovirus infection: a case series from a non-endemic area. Int Ophthalmol, 2014, 34 (5): 1123-1129.

28. KANDORI M, MIYAZAKI D, YAKURA K, et al. Relationship between the number of cytomegalovirus in anterior chamber and severity of anterior segment inflammation. Jpn J Ophthalmol, 2013, 57 (6): 497-502.

29. LI J, ANG M, CHEUNG C M, et al. Aqueous cytokine changes associated with Posner-Schlossman syndrome with and without human cytomegalovirus. PLoS One, 2012, 7 (9): e44453.

30. RODIER-BONIFAS C, CORNUT P L, BILLAUD G, et al. Cytomegalovirus research using polymerase chain reaction in Posner-Schlossman syndrome. J Fr Ophtalmol, 2011, 34 (1): 24-29.

31. WOO J H, LIM W K, HO S L, et al. Characteristics of Cytomegalovirus Uveitis in Immunocompetent Patients. Ocul Immunol Inflamm, 2015, 23 (5): 378-383.

32. KOIZUMI N, YAMASAKI K, KAWASAKI S, et al. Cytomegalovirus in aqueous humor from an eye with corneal endotheliitis. Am J Ophthalmol, 2006, 141 (3): 564-565.

33. TEOH S B, THEAN L, KOAY E. Cytomegalovirus in aetiology of Posner-Schlossman syndrome: evidence from quantitative polymerase chain reaction. Eye

(Lond)，2005，19（12）：1338-1340.

34. SU W W，CHENG S T，HO W J，et al. Glaucoma is associated with peripheral vascular endothelial dysfunction. Ophthalmology，2008，115（7）：1173-1178. e1171.

35. RAITTA C，VANNAS A. Glaucomatocyclitic crisis. Arch Ophthalmol，1977，95（4）：608-612.

36. SHEN S C，HO W J，WU S C，et al. Peripheral vascular endothelial dysfunction in glaucomatocyclitic crisis：a preliminary study. Invest Ophthalmol Vis Sci，2010，51（1）：272-276.

37. ZHAO J，ZHU T，CHEN W，et al. Human Leukocyte Antigens-B and -C Loci Associated with Posner-Schlossman Syndrome in a Southern Chinese Population. PLoS One，2015，10（7）：e0132179.

38. 赵军，成洪波，黄丽娜，等. 青光眼睫状体炎综合征的临床特征分析. 临床眼科杂志，2010，18（4）：345-347.

39. OHIRA S，INOUE T，IWAO K，et al. Factors Influencing Aqueous Proinflammatory Cytokines and Growth Factors in Uveitic Glaucoma. PLoS One，2016，11（1）：e0147080.

40. PARK K H，HONG C. Reversal of optic disc topography in patients with glaucomatocyclitic crisis after remission of attack. J Glaucoma，1998，7（4）：225-229.

41. KIM T H，KIM J L，KEE C. Optic disc atrophy in patient with Posner-Schlossman syndrome. Korean J Ophthalmol，2012，26（6）：473-477.

42. ALMASIEH M，WILSON A M，MORQUETTE B，et al. The molecular

basis of retinal ganglion cell death in glaucoma. Prog Retin Eye Res, 2012, 31 (2):
152-181.

43. TEZEL G. The immune response in glaucoma: a perspective on the roles of
oxidative stress. Exp Eye Res, 2011, 93 (2): 178-186.

44. NICKELLS R W, HOWELL G R, SOTO I, et al. Under pressure:
cellular and molecular responses during glaucoma, a common neurodegeneration with
axonopathy. Annu Rev Neurosci, 2012, 35: 153-179.

45. TEZEL G. Immune regulation toward immunomodulation for neuroprotection in
glaucoma. Curr Opin Pharmacol, 2013, 13 (1): 23-31.

46. TEZEL G, HERNANDEZ R, WAX M B. Immunostaining of heat shock
proteins in the retina and optic nerve head of normal and glaucomatous eyes. Arch
Ophthalmol, 2000, 118 (4): 511-518.

47. TEZEL G, EDWARD D P, WAX M B. Serum autoantibodies to optic nerve
head glycosaminoglycans in patients with glaucoma. Arch Ophthalmol, 1999, 117 (7):
917-924.

48. ROMANO C, BARRETT D A, LI Z, et al. Anti-rhodopsin antibodies in sera
from patients with normal-pressure glaucoma. Invest Ophthalmol Vis Sci, 1995, 36 (10):
1968-1975.

49. YANO T, YAMADA K, KIMURA A, et al. Autoimmunity against
neurofilament protein and its possible association with HLA-DRB1*1502 allele in
glaucoma. Immunol Lett, 2005, 100 (2): 164-169.

50. IKEDA Y, MARUYAMA I, NAKAZAWA M, et al. Clinical significance of
serum antibody against neuron-specific enolase in glaucoma patients. Jpn J Ophthalmol,

2002, 46 (1): 13-17.

51. KREMMER S, KREUZFELDER E, KLEIN R, et al. Antiphosphatidylserine antibodies are elevated in normal tension glaucoma. Clin Exp Immunol, 2001, 125 (2): 211-215.

52. TEZEL G, WAX M B. The mechanisms of hsp27 antibody-mediated apoptosis in retinal neuronal cells. J Neurosci, 2000, 20 (10): 3552-3562.

53. TAKUSAGAWA H L, LIU Y, WIGGS J L. Infectious theories of Posner-Schlossman syndrome. Int Ophthalmol Clin, 2011, 51 (4): 105-115.

54. SETÄLÄ K, VANNAS A. Endothelial cells in the glaucomato-cyclitic crisis. Adv Ophthalmol, 1978, 36: 218-224.

55. MIYANAGA M, SUGITA S, SHIMIZU N, et al. A significant association of viral loads with corneal endothelial cell damage in cytomegalovirus anterior uveitis. Br J Ophthalmol, 2010, 94 (3): 336-340.

56. MARKOMICHELAKIS N N, CANAKIS C, ZAFIRAKIS P, et al. Cytomegalovirus as a cause of anterior uveitis with sectoral iris atrophy. Ophthalmology, 2002, 109 (5): 879-882.

57. HWANG Y S, SHEN C R, CHANG S H L, et al. The validity of clinical feature profiles for cytomegaloviral anterior segment infection. Graefes Arch Clin Exp Ophthalmol, 2011, 249 (1): 103-110.

58. MOORTHY R S, MERMOUD A, BAERVELDT G, et al. Glaucoma associated with uveitis. Surv Ophthalmol, 1997, 41 (5): 361-394.

59. ACCORINTI M, GILARDI M, PIRRAGLIA M P, et al. Cytomegalovirus anterior uveitis: long-term follow-up of immunocompetent patients. Graefes Arch Clin

Exp Ophthalmol, 2014, 252 (11): 1817-1824.

60. SU C C, HU F R, WANG T H, et al. Clinical outcomes in cytomegalovirus-positive Posner-Schlossman syndrome patients treated with topical ganciclovir therapy. Am J Ophthalmol, 2014, 158 (5): 1024-1031. e1022.

61. CHEE S P, JAP A. Cytomegalovirus anterior uveitis: outcome of treatment. Br J Ophthalmol, 2010, 94 (12): 1648-1652.

62. CHOI W S, KOH J W, CHUNG T Y, et al. Cytotoxicity of ganciclovir on cultured human corneal endothelial cells. Antivir Ther, 2013, 18 (6): 813-820.

63. PRICE F W, SCHLAEGEL J R T F. Bilateral acute retinal necrosis. Am J Ophthalmol, 1980, 89 (3): 419-424.

64. YOUNG N J, BIRD A C. Bilateral acute retinal necrosis. Br J Ophthalmol, 1978, 62 (9): 581-590.

65. CULBERTSON W W, BLUMENKRANZ M S, PEPOSE J S, et al. Varicella zoster virus is a cause of the acute retinal necrosis syndrome. Ophthalmology, 1986, 93 (5): 559-569.

66. FISHER J P, LEWIS M L, BLUMENKRANZ M, et al. The acute retinal necrosis syndrome. Part 1: Clinical manifestations. Ophthalmology, 1982, 89 (12): 1309-1316.

67. BLUMENKRANZ M S, CULBERTSON W W, CLARKSON J G, et al. Treatment of the acute retinal necrosis syndrome with intravenous acyclovir. Ophthalmology, 1986, 93 (3): 296-300.

68. HOLLAND G N. Standard diagnostic criteria for the acute retinal necrosis syndrome. Executive Committee of the American Uveitis Society. Am J Ophthalmol,

1994, 117 (5): 663-667.

69. GANATRA J B, CHANDLER D, SANTOS C, et al. Viral causes of the acute retinal necrosis syndrome. Am J Ophthalmol, 2000, 129 (2): 166-172.

70. HOLLAND G N, CORNELL P J, PARK M S, et al. An association between acute retinal necrosis syndrome and HLA-DQw7 and phenotype Bw62, DR4. Am J Ophthalmol, 1989, 108 (4): 370-374.

71. SOUL-LAWTON J, SEABER E, ON N, et al. Absolute bioavailability and metabolic disposition of valaciclovir, the L-valyl ester of acyclovir, following oral administration to humans. Antimicrob Agents Chemother, 1995, 39 (12): 2759-2764.

72. FLETCHER C, BEAN B. Evaluation of oral acyclovir therapy. Drug Intell Clin Pharm, 1985, 19 (7-8): 518-524.

73. YEH S, SUHLER E B, SMITH J R, et al. Combination systemic and intravitreal antiviral therapy in the management of acute retinal necrosis syndrome. Ophthalmic Surg Lasers Imaging Retina, 2014, 45 (5): 399-407.

74. WONG R, PAVESIO C E, LAIDLAW D A H, et al. Acute retinal necrosis: the effects of intravitreal foscarnet and virus type on outcome. Ophthalmology, 2010, 117 (3): 556-560.

75. STERNBERG J R P, HAN D P, YEO J H, et al. Photocoagulation to prevent retinal detachment in acute retinal necrosis. Ophthalmology, 1988, 95 (10): 1389-1393.

76. IWAHASHI-SHIMA C, AZUMI A, OHGURO N, et al. Acute retinal necrosis: factors associated with anatomic and visual outcomes. Jpn J Ophthalmol,

2013, 57 (1): 98-103.

77. LUO Y H, DUAN X C, CHEN B H, et al. Efficacy and necessity of prophylactic vitrectomy for acute retinal necrosis syndrome. Int J Ophthalmol, 2012, 5 (4): 482-487.

78. COCHRANE T F, SILVESTRI G, MCDOWELL C, et al. Acute retinal necrosis in the United Kingdom: results of a prospective surveillance study. Eye (Lond), 2012, 26 (3): 370-377.

79. FORSTER D J, DUGEL P U, FRANGIEH G T, et al. Rapidly progressive outer retinal necrosis in the acquired immunodeficiency syndrome. Am J Ophthalmol, 1990, 110 (4): 341-348.

80. TURNO-KRĘCICKA A, TOMCZYK-SOCHA M, ZIMNY A. Progressive outer retinal necrosis syndrome in the course of systemic lupus erythematosus. Lupus, 2016, 25 (14): 1610-1614.

81. BRYAN R G, MYERS F L. Progressive outer retinal necrosis in a patient with rheumatoid arthritis. Arch Ophthalmol, 1998, 116 (9): 1249.

82. ENGSTROM J R R E, HOLLAND G N, MARGOLIS T P, et al. The progressive outer retinal necrosis syndrome. A variant of necrotizing herpetic retinopathy in patients with AIDS. Ophthalmology, 1994, 101 (9): 1488-1502.

83. FORSTER D J, DUGEL P U, FRANGIEH G T, et al. Rapidly progressive outer retinal necrosis in the acquired immunodeficiency syndrome. Am J Ophthalmol, 1990, 110 (4): 341-348.

84. MARGOLIS T P, LOWDER C Y, HOLLAND G N, et al. Varicella-zoster virus retinitis in patients with the acquired immunodeficiency syndrome. Am J

Ophthalmol, 1991, 112 (2): 119-131.

85. PAVESIO C E, MITCHELL S M, BARTON K, et al. Progressive outer retinal necrosis (PORN) in AIDS patients: a different appearance of varicella-zoster retinitis. Eye (Lond), 1995, 9 (Pt3): 271-276.

86. KASHIWASE M, SATA T, YAMAUCHI Y, et al. Progressive outer retinal necrosis caused by herpes simplex virus type 1 in a patient with acquired immunodeficiency syndrome. Ophthalmology, 2000, 107 (4): 790-794.

87. CULBERTSON W W, BLUMENKRANZ M S, HAINES H, et al. The acute retinal necrosis syndrome. Part 2: Histopathology and etiology.Ophthalmology, 1982, 89 (12): 1317-1325.

88. GREVEN C M, FORD J, STANTON C, et al. Progressive outer retinal necrosis secondary to varicella zoster virus in acquired immune deficiency syndrome. Retina, 1995, 15 (1): 14-20.

89. SCOTT I U, LUU K M, DAVIS J L. Intravitreal antivirals in the management of patients with acquired immunodeficiency syndrome with progressive outer retinal necrosis. Arch Ophthalmol, 2002, 120 (9): 1219-1222.

90. GORE D M, GORE S K, VISSER L. Progressive outer retinal necrosis: outcomes in the intravitreal era. Arch Ophthalmol, 2012, 130 (6): 700-706.

91. KIM S J, EQUI R, BELAIR M L, et al. Long-term preservation of vision in progressive outer retinal necrosis treated with combination antiviral drugs and highly active antiretroviral therapy. Ocul Immunol Inflamm, 2007, 15 (6): 425-427.

92. ENG K T, LAM W C, PARKER J A, et al. Retinal toxicity of intravitreal ganciclovir in rabbit eyes following vitrectomy and insertion of silicone oil. Can J

Ophthalmol, 2004, 39 (5): 499-505.

93. MATSUO T. Vitrectomy and silicone oil tamponade as an initial surgery for retinal detachment after acute retinal necrosis syndrome. Ocul Immunol Inflamm, 2005, 13 (1): 91-94.

94. YAN H, LI J. Experimental study on antiviral activity of silicone oil in vitro. Graefes Arch Clin Exp Ophthalmol, 2008, 246 (9): 1285-1289.

95. JABS D A. Cytomegalovirus retinitis and the acquired immunodeficiency syndrome bench to bedside: LXVII Edward Jackson Memorial Lecture. Am J Ophthalmol, 2011, 151 (2): 198-216. e211.

96. WIEGAND T W, YOUNG L H Y. Cytomegalovirus retinitis. Int Ophthalmol Clin, Spring, 2006, 46 (2): 91-110.

97. MURRAY H W, KNOX D L, GREEN W R, et al. Cytomegalovirus retinitis in adults. A manifestation of disseminated viral infection. Am J Med, 1977, 63 (4): 574-584.

98. COSKUNCAN N M, JABS D A, DUNN J, et al. The eye in bone marrow transplantation. VI. Retinal complications. Arch Ophthalmol, 1994, 112 (3): 372-379.

99. MAGUIRE A M, NICHOLS C W, CROOKS G W. Visual loss in cytomegalovirus retinitis caused by cystoid macular edema in patients without the acquired immune deficiency syndrome. Ophthalmology, 1996, 103 (4): 601-605.

100. PATHANAPITOON K, TESAVIBUL N, CHOOPONG P, et al. Clinical manifestations of cytomegalovirus-associated posterior uveitis and panuveitis in patients without human immunodeficiency virus infection. JAMA Ophthalmol,

2013, 131 (5): 638-645.

101. SCHNEIDER E W, ELNER S G, VAN KUIJK F J, et al. Chronic retinal necrosis: cytomegalovirus necrotizing retinitis associated with panretinal vasculopathy in non-HIV patients. Retina, 2013, 33 (9): 1791-1799.

102. STUDIES OF OCULAR COMPLICATIONS OF AIDS RESEARCH GROUP IN COLLABORATION WITH THE AIDS CLINICAL TRIALS GROUP. Foscarnet-Ganciclovir Cytomegalovirus Retinitis Trial: 5. Clinical features of cytomegalovirus retinitis at diagnosis. Am J Ophthalmol, 1997, 124 (2): 141-157.

103. AUSAYAKHUN S, KEENAN J D, AUSAYAKHUN S, et al. Clinical features of newly diagnosed cytomegalovirus retinitis in northern Thailand. Am J Ophthalmol, 2012, 153 (5): 923-931. e931.

104. AGARWAL A, KUMARI N, TREHAN A, et al. Outcome of cytomegalovirus retinitis in immunocompromised patients without Human Immunodeficiency Virus treated with intravitreal ganciclovir injection. Graefes Arch Clin Exp Ophthalmol, 2014, 252 (9): 1393-1401.

105. PALELLA J R F J, DELANEY K M, MOORMAN A C, et al. Declining morbidity and mortality among patients with advanced human immunodeficiency virus infection. HIV Outpatient Study Investigators. N Engl J Med, 1998, 338 (13): 853-860.

106. HOLTZER C D, JACOBSON M A, HADLEY W K, et al. Decline in the rate of specific opportunistic infections at San Francisco General Hospital, 1994-1997. AIDS, 1998, 12 (14): 1931-1933.

107. CAVERT W, NOTERMANS D W, STASKUS K, et al. Kinetics of response

in lymphoid tissues to antiretroviral therapy of HIV-1 infection. Science，1997，276 (5314)：960-964.

108. PERELSON A S，ESSUNGER P，CAO Y，et al. Decay characteristics of HIV-1-infected compartments during combination therapy. Nature，1997，387 (6629)：188-191.

109. HOLLAND G N，SAKAMOTO M J，HARDY D，et al. Treatment of cytomegalovirus retinopathy in patients with acquired immunodeficiency syndrome. Use of the experimental drug 9-[2-hydroxy-1- (hydroxymethyl) ethoxymethyl]guanine. Arch Ophthalmol，1986，104 (12)：1794-1800.

110. PAYA C，HUMAR A，DOMINGUEZ E，et al. Efficacy and safety of valganciclovir vs. oral ganciclovir for prevention of cytomegalovirus disease in solid organ transplant recipients. Am J Transplant，2004，4 (4)：611-620.

111. MATHUR G，RATRA D，BHUIBHAR S，et al. Clinical Outcomes of Retinal Detachment Surgery following Cytomegalovirus Retinitis in Patients on Highly Active Anti-retroviral Therapy for Acquired Immune Deficiency Syndrome. Ocular Immunology and Inflammation，2015，23 (5)：400-404.

112. KARAVELLAS M P，LOWDER C Y，MACDONALD C，et al. Immune recovery vitritis associated with inactive cytomegalovirus retinitis：a new syndrome. Arch Ophthalmol，1998，116 (2)：169-175.

113. MORRISON V L，KOZAK I，LABREE L D，et al. Intravitreal triamcinolone acetonide for the treatment of immune recovery uveitis macular edema. Ophthalmology，2007，114 (2)：334-339.

114. 许欢，翟如仪，孔祥梅，等 . 青光眼睫状体炎综合征患者房水病毒情况分

析 . 中国眼耳鼻喉科杂志，2018，18（1）：18-21.

115. 洪颖，王渺，任靖，等 . 青光眼睫状体炎患者角膜共聚焦显微镜表现 . 中华眼视光学与视觉科学杂志，2018，20（10）：627-631.

116. HONG Y，WANG M，WU L. In vivo Confocal Microscopy of Posner-Schlossman Syndrome： Comparison with herpes simplex keratitis，HLA-B27 anterior uveitis and acute attack of primary angle closure. Sci Rep，2017，7（1）：9832.

117. 尚欢，张纯 . 青光眼与Th1、Th2相关细胞因子研究进展 . 中华实验眼科杂志，2017，35（11）：1052-1056.

（郭雨欣　洪颖　陆遥）

出版者后记
Postscript

　　科学技术文献出版社自 1973 年成立即开始出版医学图书，40余年来，医学图书的内容和出版形式都发生了很大变化，这些无一不与医学的发展和进步相关。《中国医学临床百家》从 2016 年策划至今，感谢 600 余位权威专家对每本书、每个细节的精雕细琢，现已出版作品近百种。2018 年，丛书全面展开学科总主编制，由各个学科权威专家指导本学科相关出版工作，我们以饱满的热情迎来了《中国医学临床百家》丛书各个分卷的诞生，也期待着《中国医学临床百家》丛书的出版工作更加科学与规范。

　　近几年，中国的临床医学有了很大的发展，在国际医学领域也开始崭露头角。以北京天坛医院牵头的 CHANCE 研究成果改写美国脑血管病二级预防指南为标志，中国一批临床专家的科研成果正在走向世界。但是，这些权威临床专家的科研成果多数首先发表在国外期刊上，之后才在国内期刊、会议中展现。如果出版专著，又为多人合著，专家个人的观点和成果精华被稀释。为改变这种零落的展现方式，作为科技部主管的唯一一家出版机构，我们有责任为中国的临床医生提供一个系统展示临床研究成果的舞台。为此，我们策划出版了这套高端医学专著——《中国医学临床百家》丛书。

"百家"既指临床各学科的权威专家，也取百家争鸣之义。

丛书中每一本书阐述一种疾病的最新研究成果及专家观点，按年度持续出版，强调医学知识的权威性和时效性，以期细致、连续、全面展示我国临床医学的发展历程。与其他医学专著相比，本丛书具有出版周期短、持续性强、主题突出、内容精练、阅读体验佳等特点。在图书出版的同时，同步通过万方数据库等互联网平台进入全国的医院，让各级临床医师和医学科研人员通过数据库检索到专家观点，并能迅速在临床实践中得以应用。

在与作者沟通过程中，他们对丛书出版的高度认可给了我们坚定的信心。北京协和医院邱贵兴院士说"这个项目是出版界的创新……项目持续开展下去，对促进中国临床学科的发展能起到很大作用"。中国工程院院士孙颖浩表示"我鼓励我国的泌尿外科医生把自己的创新成果和宝贵的经验传播给国内同行，我期待本丛书的出版"；北京大学第一医院霍勇教授认为"百家丛书很有意义"。我们感谢这么多临床专家积极参与本丛书的写作，他们在深夜里的奋笔，感动着我们，鼓舞着我们，这是对本丛书的巨大支持，也是对我们出版工作的肯定，我们由衷地感谢作者的支持与付出！

在传统媒体与新兴媒体相融合的今天，打造好这套在互联网时代出版与传播的高端医学专著，为临床科研成果的快速转化服务，为中国临床医学的创新及临床医师诊疗水平的提升服务，我们一直在努力！

科学技术文献出版社